Spring dich fit

Johannes Roschinsky

SPRING DICH FIT

Gesund und schlank mit dem Minitramp

Meyer & Meyer Verlag

Papier aus nachweislich umweltverträglicher Forstwirtschaft.
Garantiert nicht aus abgeholzten Urwäldern!

Spring dich fit

Bibliografische Information der Deutschen Nationalbibliothek
Die Deutsche Nationalbibliothek verzeichnet diese Publikation in der Deutschen Nationalbibliografie; detaillierte bibliografische Details sind im Internet über <http://dnb.d-nb.de> abrufbar.

© 2005 by Meyer & Meyer Verlag, Aachen
5. Auflage 2015
Auckland, Beirut, Dubai, Hägendorf, Hongkong, Indianapolis, Kairo, Kapstadt,
Manila, Maidenhead, Neu-Delhi, Singapur, Sydney, Teheran, Wien

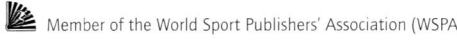 Member of the World Sport Publishers' Association (WSPA)

Gesamtherstellung: Print Consult GmbH, München
ISBN 978-3-89899-875-8
E-Mail: verlag@m-m-sports.com
www.dersportverlag.de

INHALT

*„Ein Gramm Prävention ist
mehr wert als ein Pfund Therapie!"*

von Dr. med. Kenneth H. Cooper
(Arzt aus Dallas und Erfinder der Aerobic)

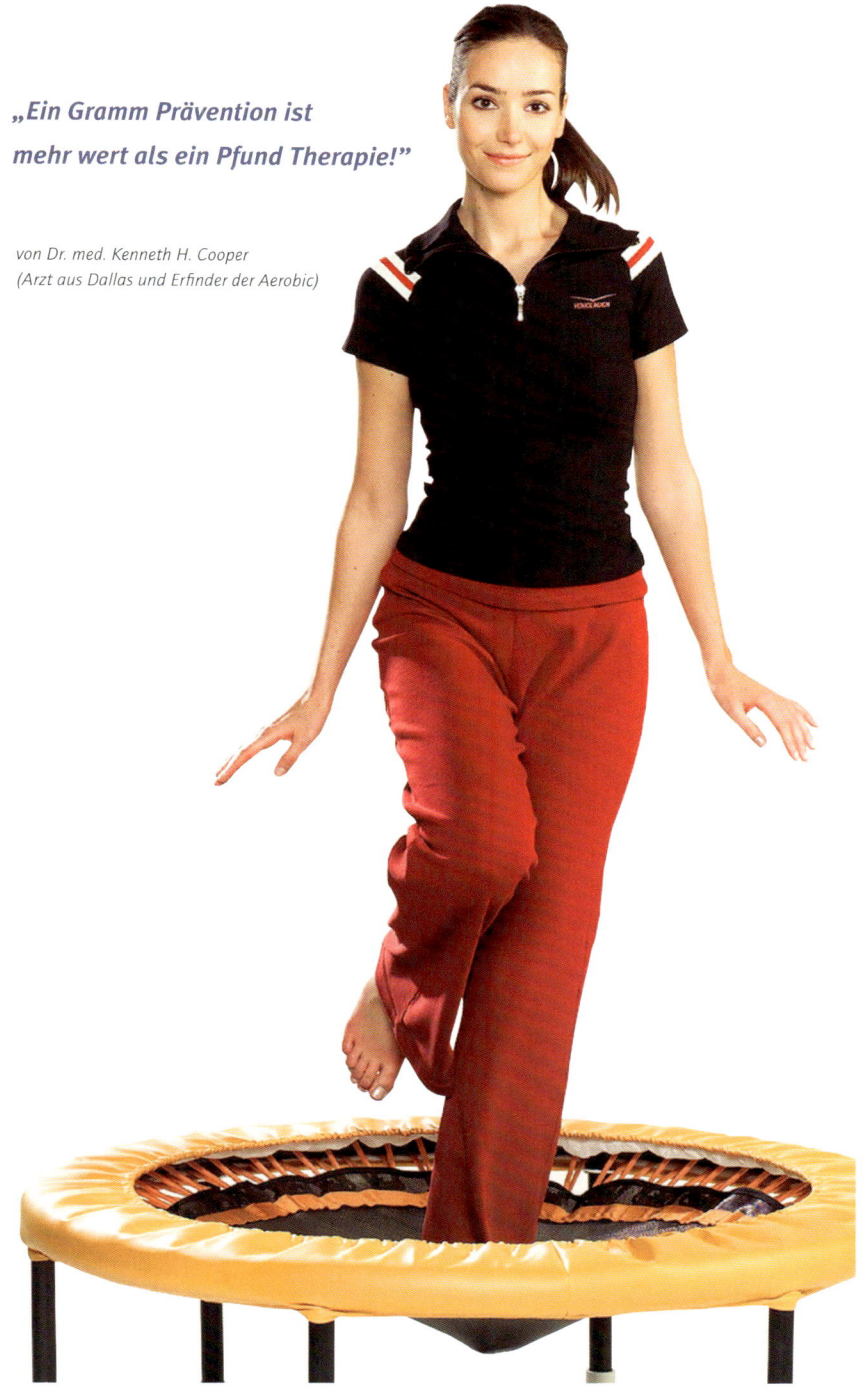

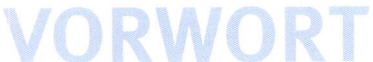

VORWORT

Trampoline haben den Menschen seit jeher fasziniert und üben nicht nur auf Kinder einen besonderen Reiz aus. Der Versuchung, der Erdanziehung kurzzeitig zu entkommen und dem Spiel mit der scheinbaren Schwerelosigkeit können sich selbst unsportliche Personen nur schwerlich entziehen. Gleichgültig, wie man sie auch nennt, diese Trampoline in Miniaturform, ob **Rebounder, Fittramp, Softtramp, Monotramp** oder **Minitramp**, sie haben eines gemeinsam: Sie trainieren und stärken die Fitness jedes Einzelnen im Sinne eines gelenkschonenden Ganzkörpertrainings ohne Überlastung der Wirbelsäule und der Gelenke. Rhythmisches Schwingen wirkt positiv auf unseren Organismus und weckt Freude und Leichtigkeit. Verspannungen und Energieblockaden werden gelöst und gleichzeitig wird jede Körperzelle gekräftigt.

Dabei wirkt die Bewegung auf einem Minitramp als Lowimpactsportform positiv auf den gesamten Körper und hat ganz nebenbei auch entsprechende positive psychosoziale Effekte. So fördert es auf eine lustbetonte Weise Koordination, Kraft, Ausdauer und Beweglichkeit gleichermaßen und ist somit bei immer mehr Kindern und Erwachsenen ein optimaler Ausgleich zu den überwiegend sitzenden und kopfbetonten Tätigkeiten des Alltags.

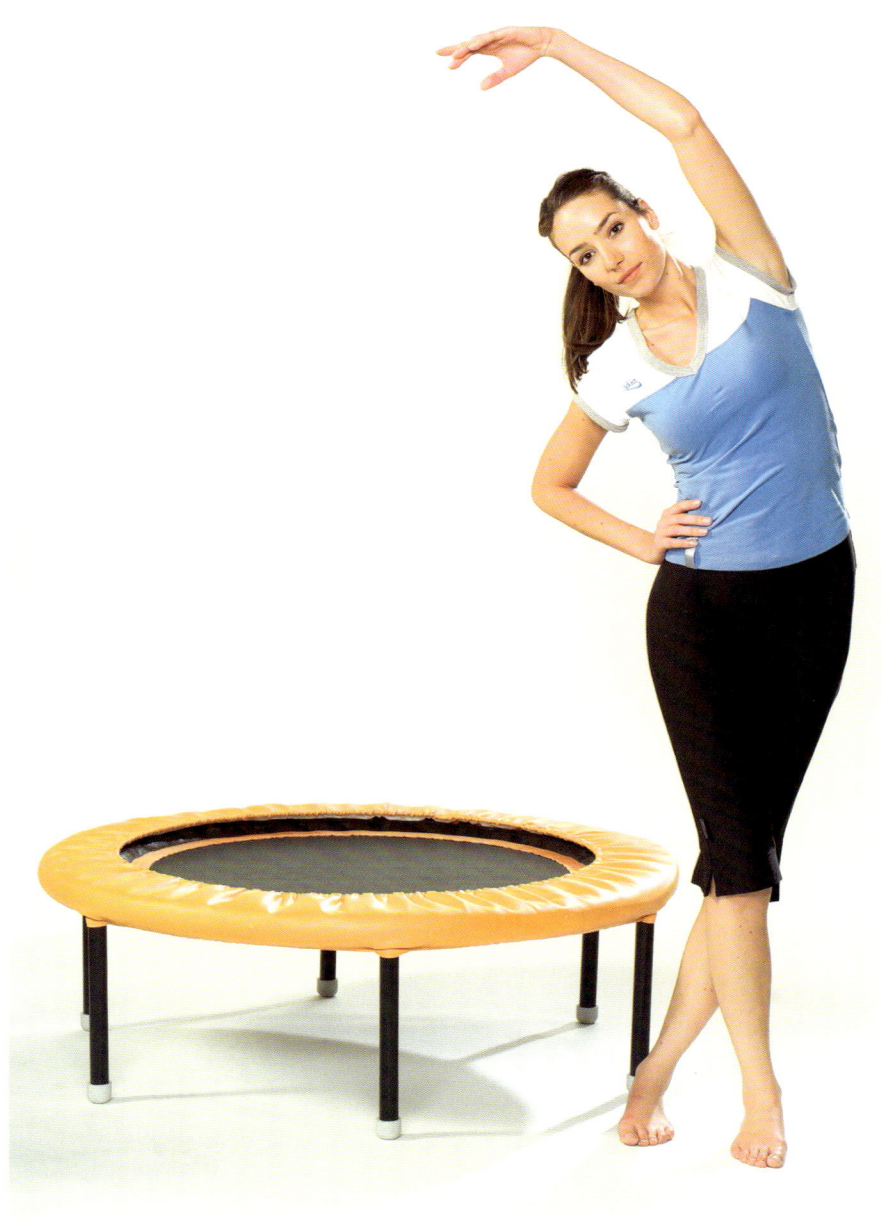

Spring dich fit

Des Weiteren kräftigen die verschiedenen Übungen auf einem Minitramp unsere gesamte Körpermuskulatur und regen in hohem Maße die Lymphtätigkeit und den Stoffwechsel bzw. die Fettverbrennung an. Kaum ein Sport ist dabei so effektiv wie das Training auf einem Minitramp, welches auch als **Rebounding** bezeichnet wird, und das mit einem minimalen zeitlichen Aufwand.

Schwingen, gehen, laufen und hüpfen auf einem Minitramp kann nahezu jeder. Und der große Vorteil für so viele Menschen besteht darin: Man kann es gleich zu Hause tun. Es spielt keine Rolle, wie groß die Wohnung auch ist, ein Minitramp kann problemlos überall aufgestellt werden: im Wohnzimmer, im Keller, im Garten oder auf dem Balkon und mit ca. 1 m Durchmesser und 30-35 cm Höhe lässt es sich notfalls schnell verstauen. Aber ein Minitramp ist nicht nur klein, sondern es ist angenehm, entspannend und wohltuend, es spart Zeit und ist auf Dauer preiswert.

Als besonders geeignet haben sich die verschiedenen Bewegungsformen bei entsprechender Intensität und Dauer für die stetig wachsende Gruppe der Übergewichtigen erwiesen. Sport-(Wieder)-Einsteiger, also Personen, die schon längere Zeit sportlich nicht mehr aktiv waren, finden hier eine ideale Einstiegssportart. Für gestresste Menschen und Bewegungsmuffel ist das Minitramp eine Entspannungs- und Energieinsel zugleich. Aber auch immer mehr spezielle Zielgruppen des Sports, wie z. B. Diabetiker, Osteoporosegruppen und Personen mit Rücken- und Gelenkproblemen, nehmen die enormen Vorteile des Sporttreibens auf dem Minitrampolin für sich in Anspruch und integrieren dieses faszinierende und gelenkschonende Ganzkörperausdauertraining in ihren Alltag. Die schwingenden Bewegungen und das schonende Hüpfen empfehlen sich aber auch bei Inkontinenz, bei rheumatischen Erkrankungen, als Entspannungstherapie und als geburtsvorbereitende Maßnahme. Zudem haben immer mehr Fitnesssportler und Läufer das Minitramp als Sportalternative für sich entdeckt. Eine hohe Motivation mit viel versprechenden Erfolgen erzielt das Rebounding auch als Therapieform für Kinder, die Defizite in ihrer sensomotorischen Entwicklung aufweisen.

Dabei beinhaltet Bewegung auf einem Minitramp für die meisten Zielgruppen ein rhythmisches Schwingen. Man spricht hier vom Rebounding, was übersetzt so viel wie zurückfedern bedeutet (aus dem Englischen: rebound = **zurückfedern**). Darin liegt auch der wesentliche Unterschied zum Trampolinspringen, welches nur aus hüpfenden und eher akrobatisch anmutenden Bewegungsformen besteht. Um mit dem Rebounding zu beginnen, benötigt man außer einem Minitramp nur eine entsprechende Sportbekleidung.

Ohne die Hilfe anderer wäre das vorliegende Buch nicht entstanden. In diesem Sinne bedanke ich mich für die freundliche Unterstützung bei Wolfram Nimmerrichter (Produktmanager bei Sport-Thieme) und Philipp von Kuhnardt (bellicon.ag).

Für die wertvolle Unterstützung bei der Erstellung des Bildmaterials bedanke ich mich besonders beim Fotostudio Leu & Welter (Düsseldorf) und bei der Firma bellicon.ag.

Ich hoffe, dass das vorliegende Buch Ihnen hilft, den richtigen Einstieg in das Training auf einem Minitramp zu finden, Sie zu einem regelmäßigen und dauerhaften Sporttreiben motiviert und Ihnen zu einem gesünderen Lebensstil und Wohlbefinden verhilft. In diesem Sinne wünsche ich allen viel Vergnügen beim Lesen und natürlich beim Schwingen, Walken, Laufen und Hüpfen auf Ihrem Minitramp.

Johannes Roschinsky

München, im Frühling 2005

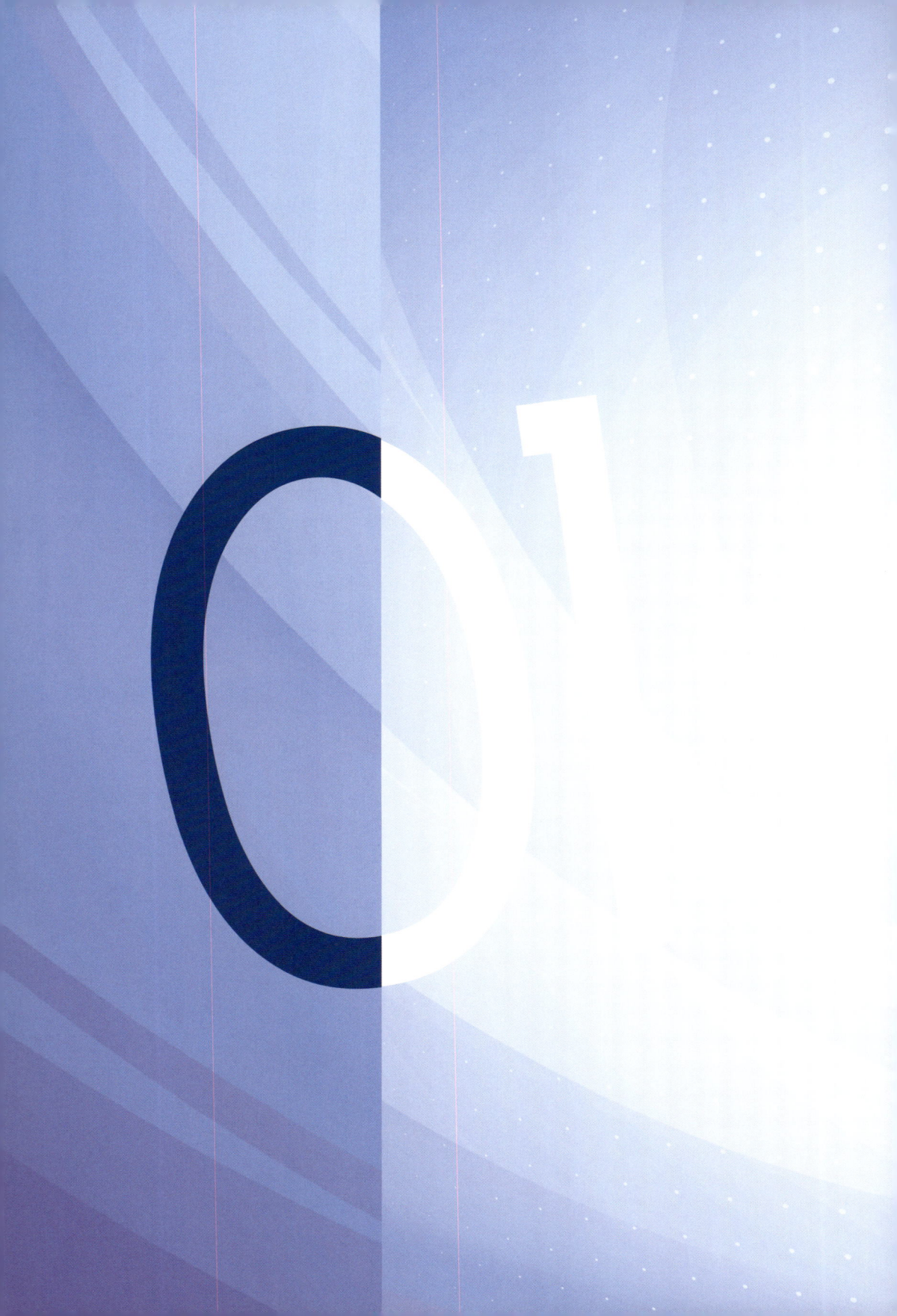

EINLEITUNG

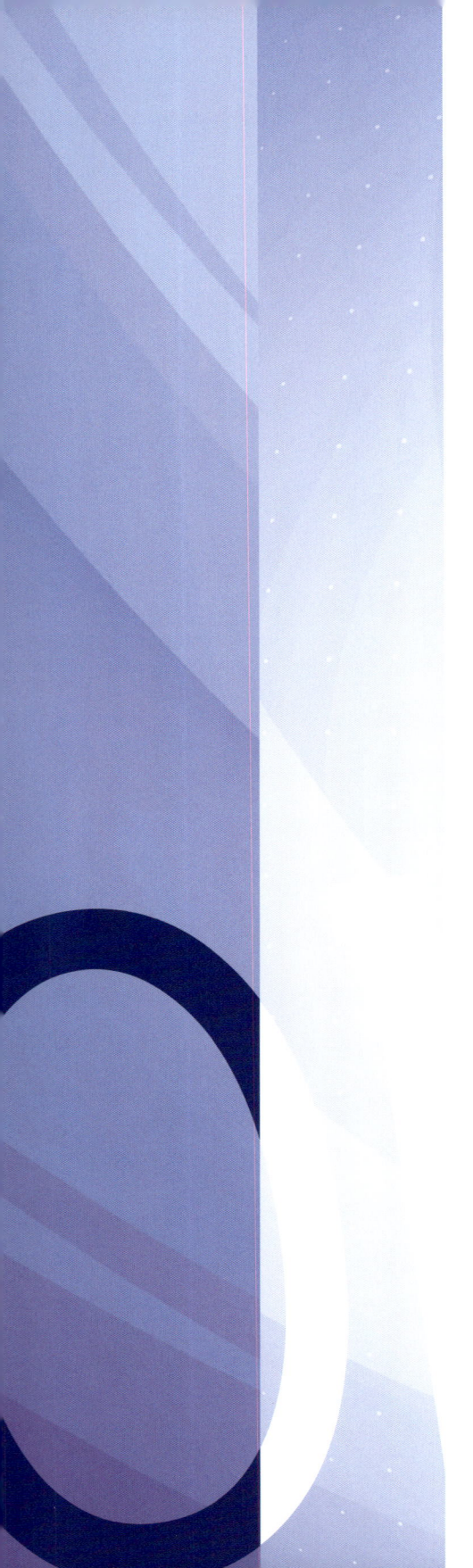

EINLEITUNG

Die Entwicklung des Trampolins liegt schon einige Zeit zurück und ist eng in Verbindung mit zwei Personen zu sehen. Zum einen mit dem Franzosen de Trampoline, der als Erfinder gilt und nach dem dieses faszinierende Sportgerät auch benannt wurde. Er hatte bereits im Mittelalter ein federndes Absprunggerät entworfen. Zum anderen ist der US-amerikanische Sportlehrer George Nissen zu nennen, der im Jahre 1929 ein erstes trampolinähnliches Absprunggerät für Zirkusakrobaten erfand. In den 30er Jahren des 20. Jahrhunderts entwickelt Nissen sein Gerät weiter, vergrößert es auf die heutige Dimension und ließ es patentieren. Da er zugleich Mitglied in einer Artistengruppe namens „Leonardos" war, wurde sein Trampolin durch Vorführungen in den USA und in Mexiko immer bekannter. George Nissen wurde somit zum Wegbereiter des Trampolinturnens. Später setzte er sich persönlich in Europa für die Verbreitung des Trampolinspringens ein und verfasste ein erstes Lehrbuch samt Richtlinien und Regeln.

Beim Deutschen Turnfest 1958 in München wurde vor einer großen Zuschauerkulisse das Trampolin von Repräsentanten der Firma Nissen mit einem Synchronschauturnen vorgestellt. Beeindruckende Vorführungen an der Sporthochschule Köln und an der Universität Freiburg, die auch als

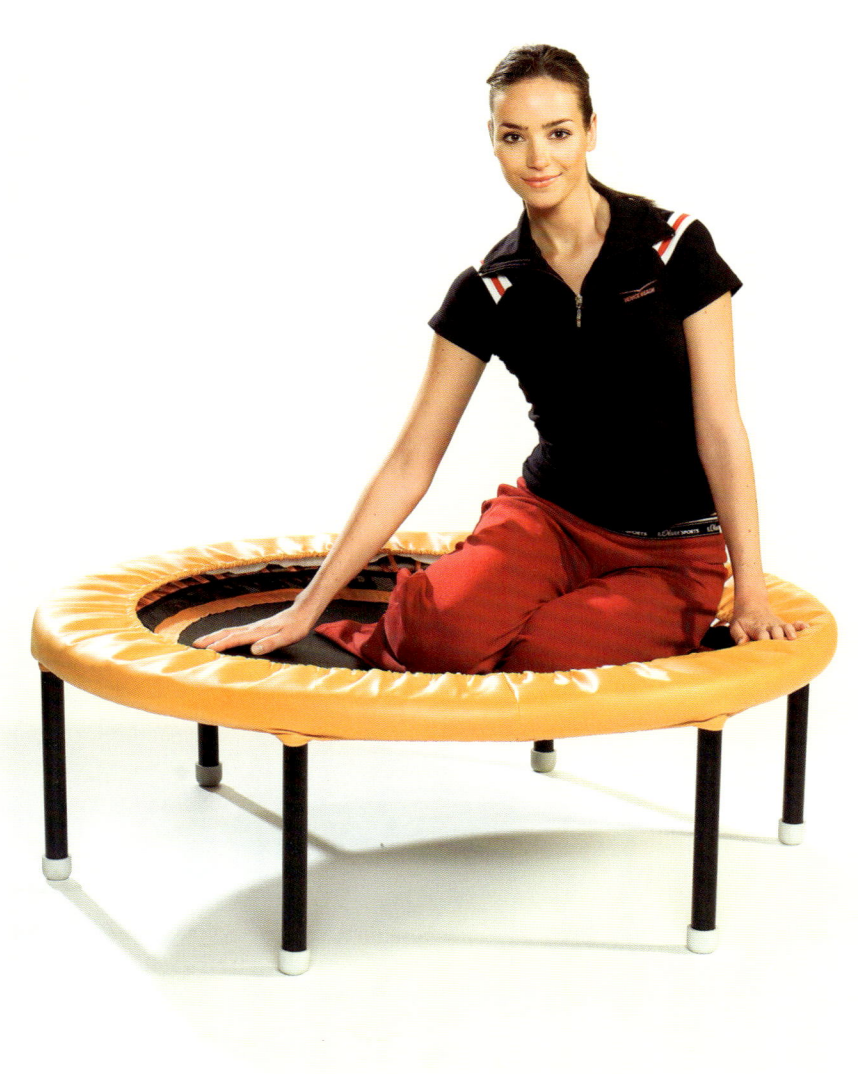

Erste im Besitz eines amerikanischen Trampolins waren, erhöhten den Bekanntheitsgrad dieses innovativen Sportgeräts.

Anschließend nahm diese Sportart in Deutschland einen enormen Aufschwung. Auf einem Kongress des Internationalen Turner-Bundes wurde 1959 in Kopenhagen das Trampolinturnen als selbstständige Sportdisziplin anerkannt. Nissen verbesserte seine Trampoline, indem er Sprungmatten aus Nylon fertigen ließ. Trampolinspringen wurde nun vor allem in den USA immer populärer, und in den 50er Jahren des 20. Jahrhunderts entstanden hunderte Freizeitparks mit Trampolinen, sogenannte „Jump Centers".

Und wieder war es dann ein Amerikaner namens Albert E. Carter, der in den 60er Jahren des 20. Jahrhunderts erstmals eine Miniaturform des Trampolins entwickelte. Er gilt seitdem als der eigentliche Erfinder des Minitramps. In seinem Grundlagenbuch zum Rebounding, „Miracles of rebound exercise" (Carter, 1979), führt er die enorme gesundheitliche Wirkung dieses Sportgeräts an. Er selbst könne auch im Alter von nahezu 50 Jahren, aufgrund seines langjährigen, regelmäßigen Trainings auf dem Minitramp, 100 Liegestütze ohne Unterbrechung ausführen. Bereits in den 80er Jahren des letzten Jahrhunderts wurde das Rebounding im Land der unbegrenzten Fitnessmöglichkeiten als effizientes Allroundtraining genutzt.

In den letzten Jahren wurde das freudvolle Training auf dem Minitramp immer populärer und so wird es inzwischen auch in Deutschland äußerst vielseitig eingesetzt. Sein Einsatz reicht vom Eigenbedarf zu Hause oder im Garten bis hin zu Kindergärten und Fitnessstudios. Aber gerade auch in der Rehabilitation, also in Krankengymnastik- und Physiotherapiepraxen, sowie zunehmend auch in orthopädischen Rehakliniken hat das Minitramp inzwischen seinen festen Platz. Dabei lässt es sich vor allem auch zum Ausgleich von Haltungsschwächen und -schäden vielseitig einsetzen.

Als besonders geeignet aber hat sich das Minitramp für den Einsatz in den eigenen vier Wänden erwiesen. Wer kennt nicht die folgende Situation: Das Wetter ist schlecht, es ist kalt oder es ist bereits zu dunkel, um zum Spazieren, Laufen oder Walken aufzubrechen.

Spätestens jetzt macht es sich bezahlt, wenn Sie ein Minitramp besitzen, denn so bleiben Sie mit Sicherheit im Training. Unabhängig von Wind und Wetter können Sie zu jeder Tages- und Nachtzeit Ihren natürlichen Bewegungsdrang stillen. Ein Minitramp daheim bietet folgende Vorteile:

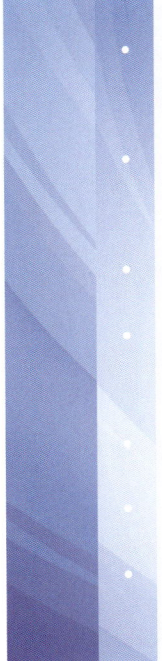

- Zeitliche Unabhängigkeit, da ein Training nicht von Kursterminen oder Öffnungszeiten abhängig ist.

- Auch bei schlechtem Wetter oder früh einsetzender Dunkelheit kann trainiert werden.

- Zeitersparnis, da keine Anfahrtswege zum Training bestehen.

- Auch bei erhöhten Ozonwerten stellt ein Indoortraining keine Probleme dar.

- Ständige Trainingskontrolle durch ein Herzfrequenzmessgerät.

- Geringe Verletzungsgefahr.

- Auf Dauer preiswert, da keine Gebühren, wie z. B. bei einem Fitnessstudio, anfallen.

Während sich das Minitramp zum Eigenbedarf zu Hause, in Kindergärten und Fitnessstudios bereits fest etabliert hat, spielt es als Sport- und Fitnessgerät in der Schule und in Sportvereinen bisher noch eine untergeordnete Rolle. Da aber gerade hier der Sport infolge eines wachsenden Gesundheitsbewusstseins in unserer Gesellschaft immer mehr unter dem Aspekt der Gesundheitsförderung und der Wahrnehmungs- und Erlebnisorientierung einerseits bzw. der Entspannung und der Stressreduktion andererseits gesehen wird, sollte man auf Dauer auch hier das Minitramp verstärkt einsetzen. Neben dem klassischen Sportunterricht lässt sich das Minitrampolin auch optimal im Schulsonderturnen nutzen. Die folgenden Gründe sprechen für den Einsatz des Minitrampolins in Schule und Verein:

- Das Minitramp bietet eine reizvolle Abwechslung und Alternative zum klassischen Vereinstraining bzw. Schulsportunterricht.

- Es fördert vor allem die konditionellen Grundfertigkeiten Ausdauer und Kraft wie kein anderes Sportgerät.

- Es verbessert die Leistungsfähigkeit des Herz-Kreislauf-Systems und damit die allgemeine aerobe Grundlagenausdauer.

- Bewegung auf dem Minitrampolin fördert die koordinativen Fähigkeiten.

- Vor allem das Gleichgewicht wird geschult.

- Training auf dem Minitramp trägt zur Verbesserung der Bewegungssicherheit bei.

- Eine hohe Motivation bei den meisten Sportlern und Schülern ist gewährleistet.

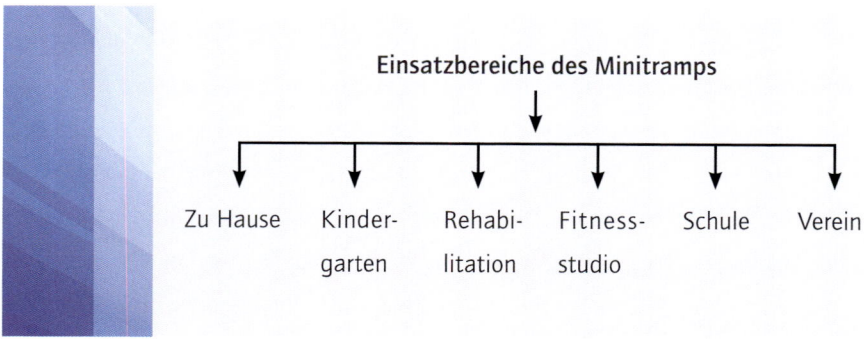

Abb. 1: Einsatzbereiche des Minitramps

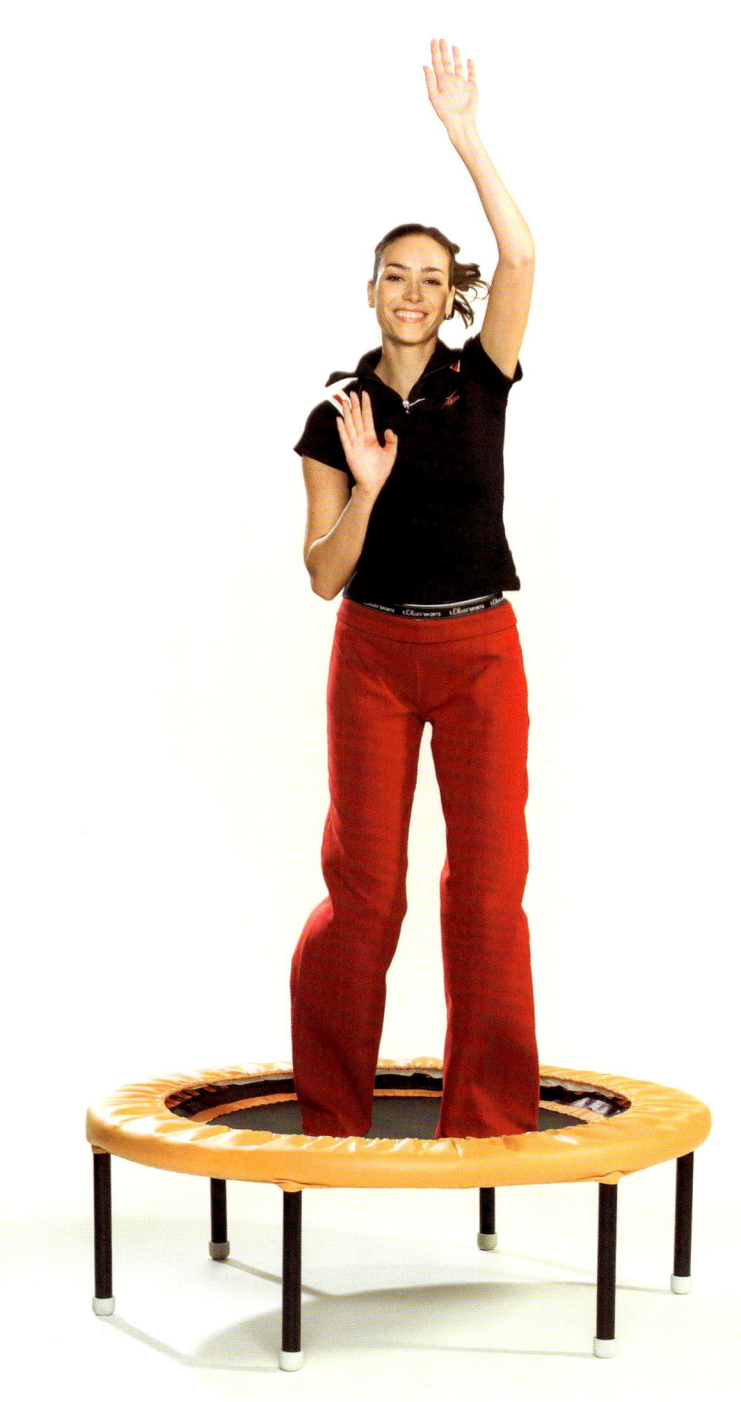

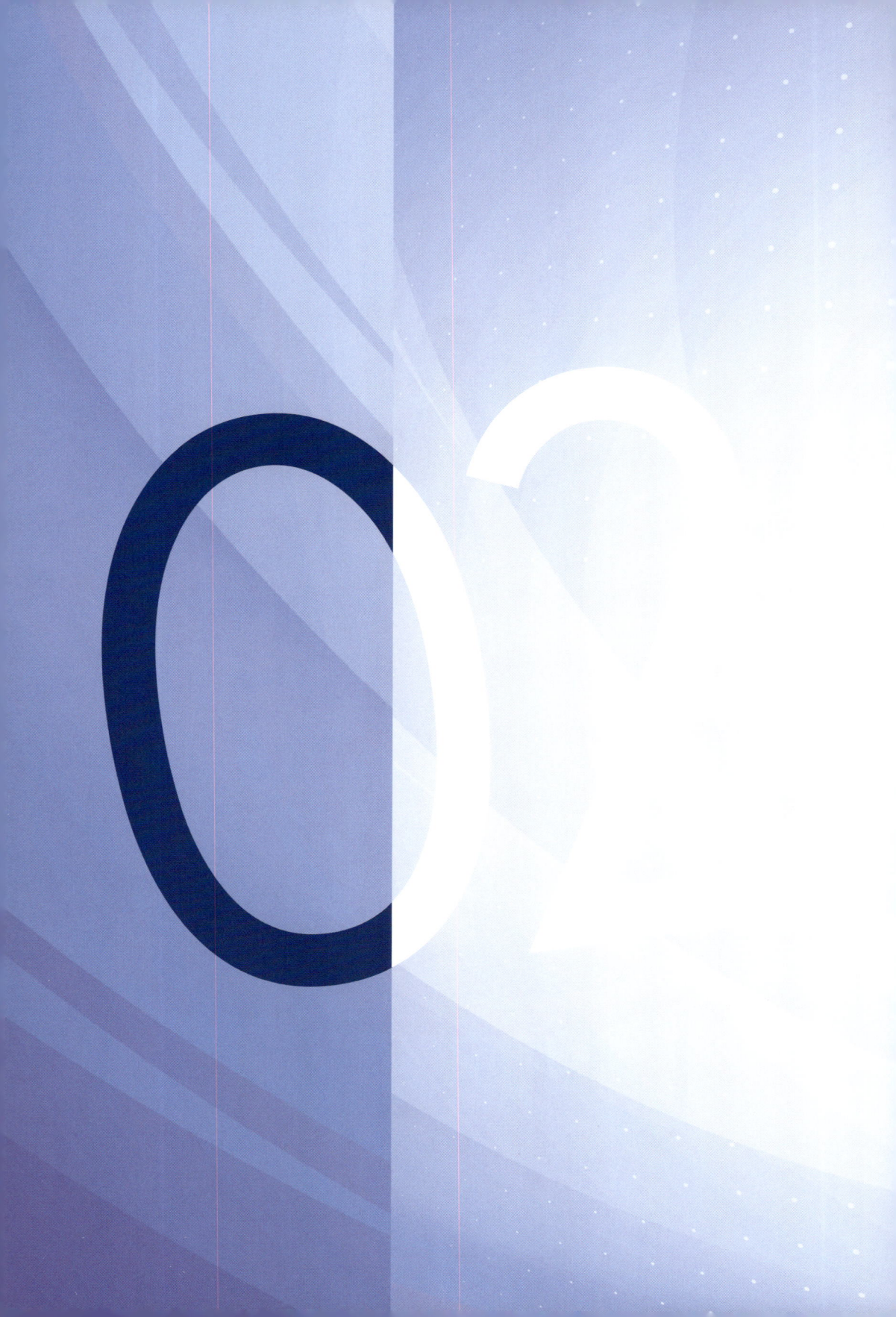

DIE SCHWERKRAFT NUTZEN

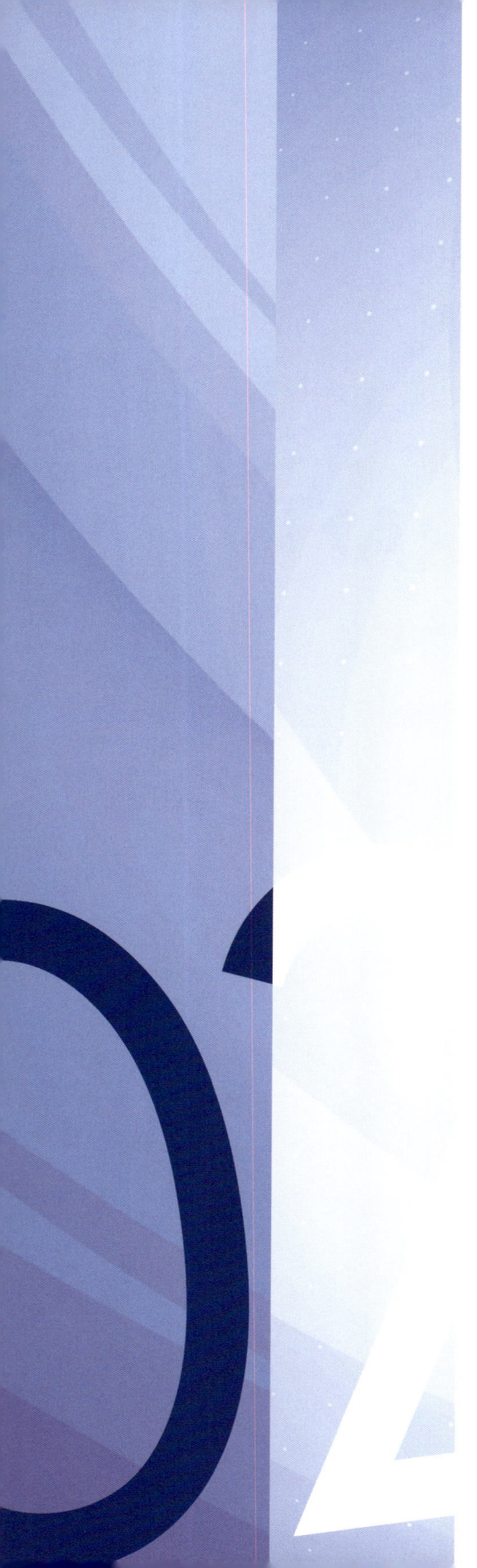

DIE SCHWERKRAFT NUTZEN

Der Begriff **Gravitation** stammt aus dem Englischen und bedeutet physikalisch gesehen so viel wie Massenanziehung. Gravitation gilt als Ursache der Schwerkraft oder (Erd-)Anziehungskraft. Wer sich bewegt, geht, läuft oder auf einem Minitramp hüpft, die Form spielt keine Rolle, muss dabei immer die Schwerkraft überwinden. Der Widerstand bzw. die Überwindung der Gravitation bildet somit im Prinzip die Quelle muskulären Trainings. Bereits ein Baby überwindet immer wieder von neuem die Gravitation, indem es z. B., auf dem Bauch liegend, versucht, seinen Kopf zu heben und somit seine Rückenmuskulatur stärkt, oder wenn es immer wieder von neuem seine Ärmchen in die Höhe streckt und somit Schulter-, Rücken- und Brustmuskulatur kräftigt. So ist in den ersten Lebensjahren eines jeden Kindes die Gravitation sein eigentlicher Trainer.

Der wohl berühmteste Naturwissenschaftler des 20. Jahrhunderts, der Physiker Albert Einstein, bewies, dass die Gravitation die gleichen Effekte zur Folge hat wie Beschleunigung und Verlangsa-

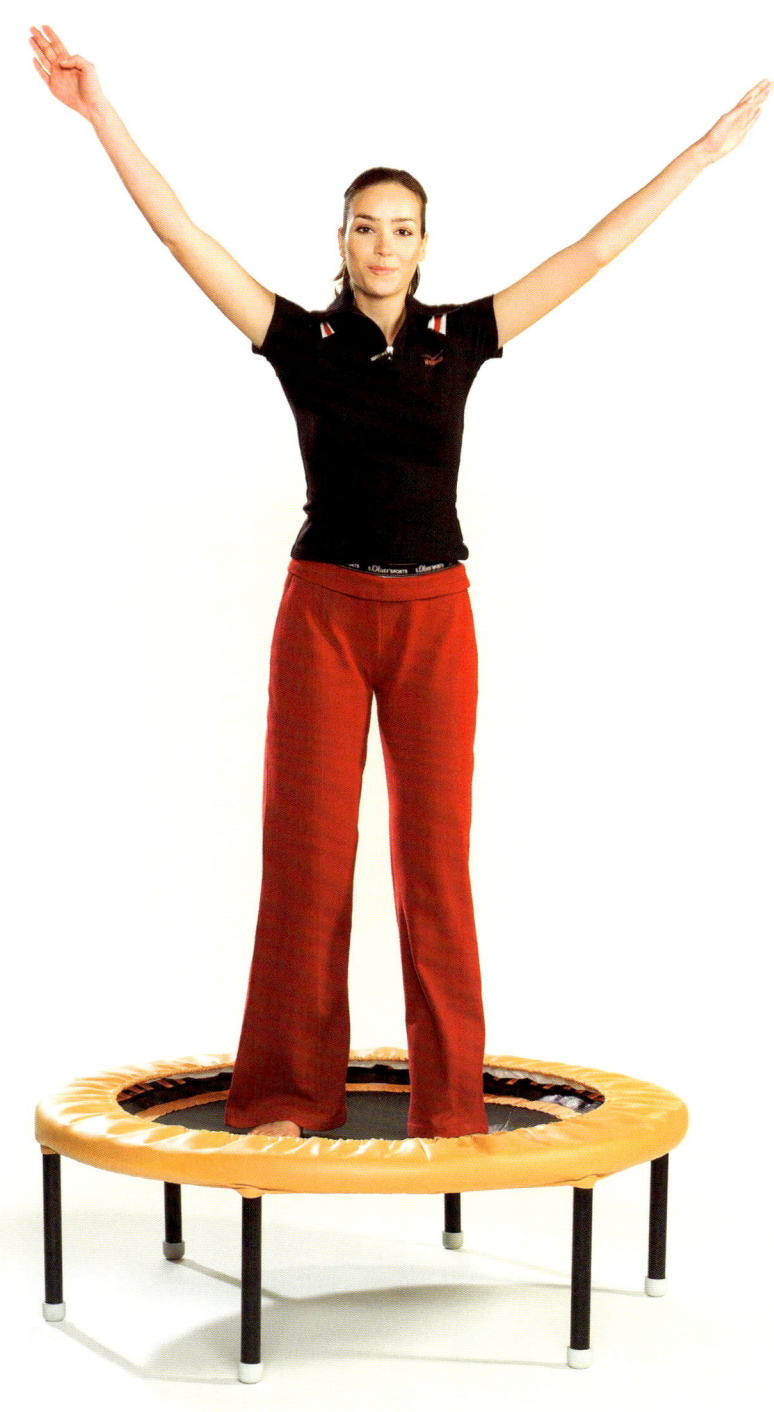

mung. Jeder kennt das Gefühl, wie man bei entsprechender Beschleunigung im Auto oder beim Start eines Flugzeugs förmlich in den Sitz gedrückt oder bei einem Bremsvorgang nach vorne geschleudert wird. Beim Training auf einem Minitramp wird unser Körper gleich 2 x in einer Sekunde abgebremst und beschleunigt. Die Wirkung auf unseren Körper bleibt gleich, egal, ob er durch die Gravitation oder durch ein Auto beschleunigt und abgebremst wird.

Je größer allerdings die Gravitation, desto mehr wird die Muskulatur trainiert, da man zur Überwindung der Erdanziehungskraft mehr Kraft aufwenden muss. Demzufolge bildet sich bei einem längeren Aufenthalt auf dem Mond unsere Muskulatur entsprechend zurück, da hier die Gravitation nur ein Sechstel so groß ist wie auf der Erde. Aus diesem Grund können auch Astronauten, trotz ihrer enorm schweren Ausrüstung, auf dem Mond Sprünge von über 5 m ausführen. Bei einem längeren Aufenthalt im All in der Schwerelosigkeit wird dieser Effekt nochmals deutlich verstärkt. Muskelschwund und Knochenabbau sind die Folge.

Deshalb ist es nicht verwunderlich, dass sich gerade die amerikanische Luft- und Raumfahrtbehörde NASA auf der Suche nach einem optimalen Fitnessgerät für ihre Astronauten mit den Trainingseffekten des Trampolinspringens beschäftigte. So wurde das Minitrampolin hier bereits vor über 40 Jahren als Aufbau- und Regenerationstraining für ihre Astronauten genutzt. Die Trainingseffekte waren enorm. Bis heute setzt die NASA Minitramps für ihr Astronautentraining ein, zum einen, um diese optimal auf ihre Weltraumausflüge vorzubereiten, zum anderen, um nach längerem Aufenthalt im All die zurückgebildete Muskulatur sowie Knochen- und Knorpelgewebe möglichst gelenkschonend innerhalb kürzester Zeit wieder aufzubauen.

In einer Studie der NASA wurden Körperbeschleunigung, Sauerstoffaufnahme und Herzfrequenz getestet (Bhattacharya et al., 1980). Das Ergebnis: Das Training auf einem Minitramp ist auch im Vergleich zum Laufen ein absolut effektives Ganzkörpertraining. Und das wirklich Geniale dabei ist, dass tatsächlich der gesamte Körper von Kopf bis Fuß auf eine sanfte und gelenkschonende Weise gekräftigt wird. Während beim Radfahren gerade mal 40 %, beim Laufen 70 % und beim Nordic Walking 85 % der Gesamtmuskulatur zum Einsatz kommen, werden nur beim Rebounding wirklich alle ca.

mehr als 400 Skelettmuskeln des menschlichen Körpers beansprucht. 10-15 Minuten täglich reichen aus, um die Fitness zu steigern, die Muskeln zu kräftigen, das Herz-Kreislauf-System anzukurbeln und, wenn nötig, entsprechend Fett abzubauen.

G-Kräfte

G-Kräfte sind die Kräfte, die durch Beschleunigung (Zentrifugal- bzw. Zentripetalkräfte) auf unseren Körper einwirken. Mit g wird also die Erdbeschleunigung bezeichnet, wobei 1 g der einfachen Erdanziehung entspricht (dabei entspricht 1 g der Erdbeschleunigung von 9,8 m/s).

Immer dann, wenn unser Körper so stark beschleunigt und G-Kräfte mit einem Wert über 1 auf uns wirken, werden wir schwerer. Liegt der Wert unter 1, werden wir leichter und bei 0 befinden wir uns in der Schwerelosigkeit. Wird z. B. eine 70 kg schwere Person in einem Looping um 6 g beschleunigt, so wiegt sie in diesem Moment 420 kg. Bis zu 6 g sind inzwischen bei Achterbahnen üblich. Ab 7 g kann es zu schwer wiegenden gesundheitlichen Problemen kommen.

Beim Schwingen und Hüpfen auf einem Minitramp wird die stets vorhandene Erdanziehung mit der Beschleunigung und Verlangsamung unseres Körpers kombiniert. Dadurch entsteht eine G-Kraft, welche erheblich größer ist als die, die im Normalfall auf uns einwirkt.

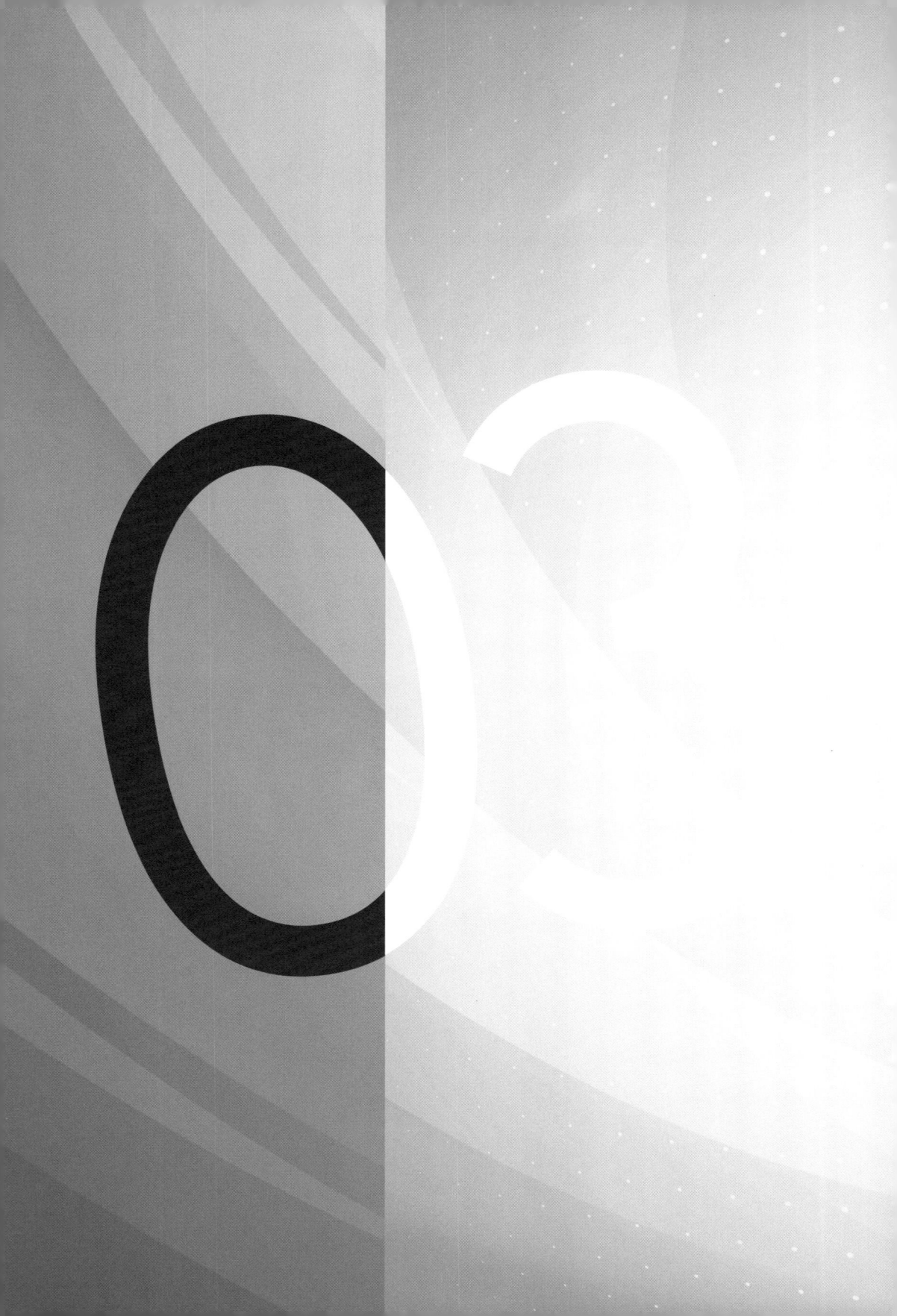

POSITIVE

EFFEKTE

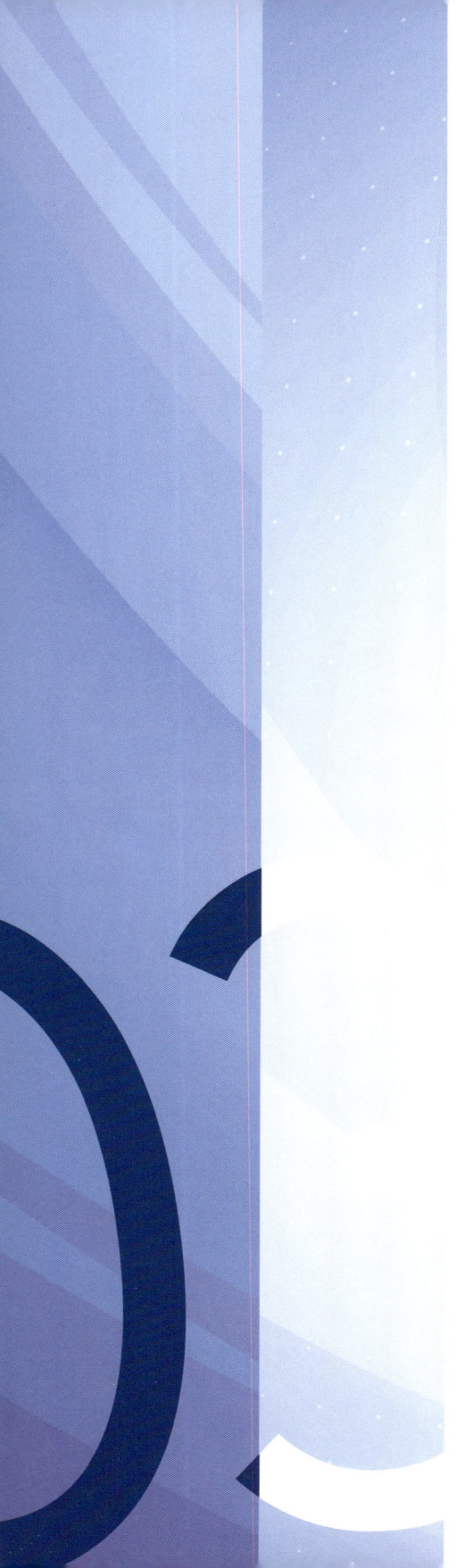

POSITIVE EFFEKTE

Rebounding ist mehr als ein einfaches Ausdauer-
oder Fitnesstraining mit seinen positiven Effekten
auf das Herz-Kreislauf-System und die Muskulatur. Aufgrund der auf den Körper einwirkenden
G-Kraft werden alle 60-70 Billionen Körperzellen
trainiert. Dies wirkt sich wiederum positiv auf die
Knochen und Gelenke aus. Rebounding gilt somit
als einziges, wirklich 100%iges Ganzkörpertraining. Zudem bewirkt ein regelmäßiges Training
auch, dass das Lymphsystem aktiviert, die koordinativen Fähigkeiten verbessert, die Beckenboden-
muskulatur gestärkt und Stress abgebaut wird.
Somit lassen sich neben den vielfältigen physiologischen Effekten vor allem positive Effekte auf
die Psyche und das allgemeine Befinden erzielen.

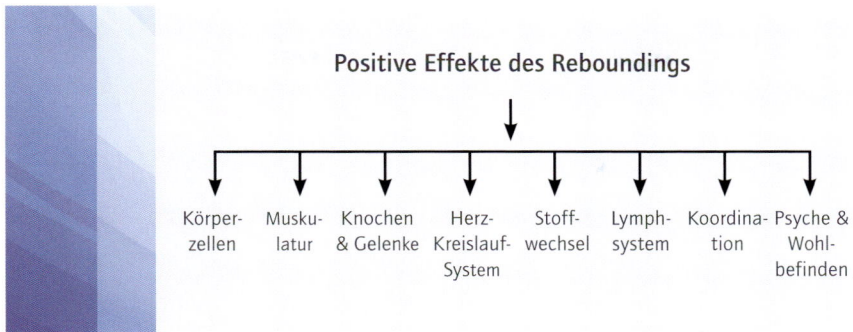

Abb. 2: Positive Effekte des Reboundings

3.1 KÖRPERZELLE

Beim Rebounding wird der menschliche Körper in jeder Sekunde 2 x abgebremst und beschleunigt. Je größer die Schwerkraft dabei ist, welche auf die einzelne Körperzelle wirkt, desto mehr Kraft müssen wir aufwenden, diesem Druck standzuhalten und desto mehr stärken und kräftigen wir jede einzelne Körperzelle und somit auch jeden Muskel und jeden Knochen unseres Körpers.

Der besondere Vorteil des Minitramps liegt darin, dass hier im Vergleich zum Laufen, zum Radfahren oder zu allen anderen Fitnesssportarten der Gravitationseffekt deutlich verstärkt ist. Dabei wird der ganze Körper beim Schwingen oder beim Hüpfen von Kopf bis Fuß in eine harmonische Schwingung versetzt. Er reagiert auf diesen rhythmischen Wechsel, indem er in der Schwerelosigkeit völlig entspannt, während sich nur kurz darauf in der unteren Hälfte der Bewegung die Muskeln kräftig zusammenziehen, um der Erdanziehungskraft zu trotzen.

Während man sich also bei einem Schwung oder einem Sprung auf dem Minitramp im höchsten Punkt der Schwung- oder Flugkurve kurzzeitig noch in der Schwerelosigkeit befindet und sich die Muskulatur entspannt, gerät nur einige 100tel Sekunden später bei der Landung auf der Sprungmatte jede einzelne der ca. 70 Billionen Körperzellen unter Druck und wird komprimiert. Keine der Körperzellen kann sich diesem Wechselspiel von Spannung und Entspannung entziehen. Dabei wirkt eine in Abhängigkeit von der Schwung- oder Sprunghöhe um das 2-4fach erhöhte Schwerkraft auf jede einzelne

Zelle unseres Körpers. So werden alle Muskeln und Knochen, das Knorpelgewebe, die Bänder und Sehnen gleichzeitig massiert und gestärkt, ohne dass wir diese bewusst bewegen.

Diese Kraft addiert sich zu unserem normalen Gewicht. So wirken z. B. bei einem 70 kg schweren Sportler bis zu 280 kg auf seinen Körper. Und das auf jede einzelne Zelle. Dies klingt auf den ersten Blick alarmierend. Ist es allerdings nicht, da man bei einer qualitativ hochwertigen Sprungmatte in der Abwärtsbewegung absolut gelenkschonend tief in die Matte hineingedrückt wird und in dieser Phase der Bewegung der Trainingseffekt am größten ist. Er bewirkt, dass:

/ sich jede Körperzelle verformt und die Zellwand beansprucht wird.

/ die Versorgung jeder einzelnen Körperzelle mit Sauerstoff und Nährstoffen angeregt wird.

/ gleichzeitig der Körper entgiftet wird, indem überflüssige Stoffwechselprodukte quasi aus der Körperzelle herausgepresst werden und über das lymphatische System abtransportiert werden.

/ das Bindegewebe und die inneren Organe aktiviert werden, wobei sich die inneren Organe im Rahmen ihrer Befestigung bewegen.

/ sich alle Muskeln des Körpers anspannen.

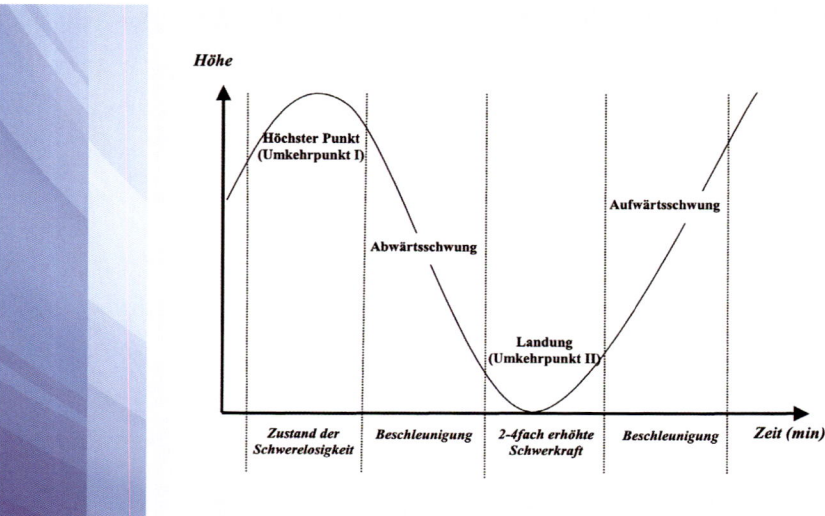

Abb. 3: Der Sprung auf dem Minitramp – Wechselspiel zwischen Schwerkraft und Schwerelosigkeit

Nachdem bei der Landung die erhöhte Schwerkraft auf jede einzelne Körperzelle wirkt, muss der Körper nun beim darauf folgenden Absprung schnell die Richtung wechseln. Die Muskeln werden wiederum angespannt und jede einzelne Körperzelle wird erneut trainiert, da sie den entstandenen Druck ausgleichen muss.

Da bei Bewegungsübungen auf dem Minitramp jede einzelne Körperzelle trainiert wird, werden auch die Muskulatur, der gesamte Knochen- und Gelenkapparat und die inneren Organe mittrainiert.

3.2 MUSKULATUR

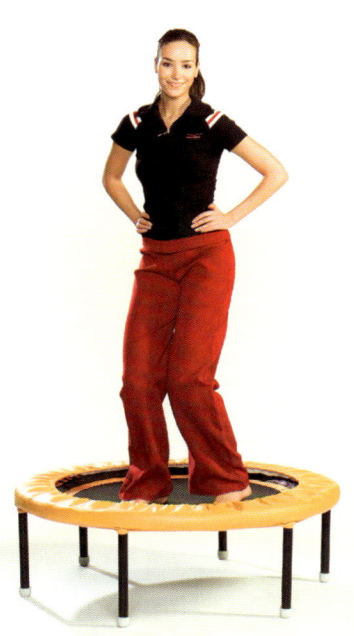

Normalerweise haben Menschen mit 30 Lebensjahren ihren kräftigsten Muskelbau. Mit zunehmendem Alter nehmen Zahl und Größe der Muskelfasern ab. Die Muskulatur wird insgesamt steifer und ihre Reaktionen langsamer. Spätestens jetzt sollte man mit systematischer Bewegung diesen Faserverlust verzögern und so seine Muskelkraft bis ins hohe Alter aufrechterhalten. Aber auch, wer erst später damit beginnt, es ist nie zu spät. Ein Muskelaufbau durch sportliches Training lässt sich bis ins hohe Alter nachweisen. Als optimal im Sinne eines Ganzkörpertrainings hat sich das Rebounding erwiesen.

Die Muskulatur des Menschen

Man unterscheidet drei Arten von Muskeln des menschlichen Körpers:

/ Die willkürliche, quer gestreifte Skelettmuskulatur,

/ die unwillkürliche, glatte Muskulatur der inneren Organe und

/ den Herzmuskel.

Alle sichtbaren und kontrollierbaren Bewegungen, die der Körper ausführen kann, tätigt er mit der Skelettmuskulatur. Der Mensch besitzt mehr als 400 Skelettmuskeln, deren Bewegungen über die Sehnen auf Knochen und Gelenke übertragen werden. Bei Frauen macht die Skelettmuskulatur durchschnittlich 35 % und bei den Männern 45 % des Gesamtkörpergewichts aus. Muskeln können enorme Kräfte aushalten, allerdings nur dann, wenn sie regelmäßig belastet und trainiert werden. Ihre Aufgaben hängen mit ihrer Fähigkeit zur Kontraktion und Erschlaffung zusammen. Somit bilden sie den aktiven Teil unseres Bewegungsapparats, schützen unsere Gelenke und entlasten die Wirbelsäule. Die Skelettmuskulatur wird ständig unter einer leichten Anspannung gehalten. Diese Anspannung wird auch als Muskeltonus oder Muskelgrundtonus bezeichnet. Dieser hat keine aktive Bewegung zur Folge, er erlaubt es uns aber, ohne bewusste Anstrengung zu sitzen oder zu stehen. Nur während des Tiefschlafs erschlafft auch die Skelettmuskulatur.

Die glatte Muskulatur der inneren Organe, wie Fortpflanzungsapparat, große Blutgefäße oder Darmwand, wird unwillkürlich, d. h. nicht willentlich, gesteuert. Die Organmuskulatur ist ununterbrochen in Aktion, um lebensnotwendige Körperfunktionen aufrechterhalten zu können. Auch die Herzmuskulatur, eine Sonderform der quer gestreiften Muskulatur, arbeitet unwillkürlich.

Rebounding ist das einzig wirkliche Ganzkörpertraining, bei dem 100 % der Gesamtmuskulatur beansprucht werden. Zug- und Druckimpulse bewegen gleichzeitig die Skelettmuskulatur, die Muskulatur der inneren Organe und den Herzmuskel (vgl. Kap. 3.4). Diese Impulse, welche durch das Auf- und Abschwingen auf dem Minitramp entstehen, kräftigen jede einzelne Muskelzelle. Dabei werden 120-134 Muskelkontraktionen (= Zusammenziehen) pro Minute hervorgerufen (vgl. Buschmann & Luginbühl Jurczyk, 2001, S. 25). Die Halte- und Stützmuskulatur wird beim Rebounding also nicht nur gekräftigt, sondern auch entlastet. Empfunden wird der An- und Entspannungswechsel der Stütz- und Haltemuskulatur, insbesondere der Rücken-, Schulter- und Nackenmuskulatur, häufig als eine allgemeine muskuläre Entspannung, was eine bestehende Schmerzsymptomatik, insbesondere bei bestehenden Rückenleiden, verringern kann.

POSITIVE EFFEKTE DES REBOUNDINGS AUF DIE MUSKULATUR:

/   Kräftigung der gesamten Körpermuskulatur.
/   Erhöhung der Kraftausdauer und der Regenerationsfähigkeit, insbesondere der unteren Extremitätenmuskulatur.
/   Erhöhte Durchblutung der Muskulatur (Kapillarisierungseffekt).
/   Eine Vermehrung der Zellkraftwerke (= Mitochondrien) ermöglicht eine verbesserte Sauerstoffnutzung.
/   Höhere Speicherkapazität für Sauerstoff und Kohlenhydrate.
/   Verbesserte Sauerstoffaufnahme, -speicherung und -verarbeitung.

3.3   KNOCHEN UND GELENKE

Auch auf Knochen und Gelenke wirkt Rebounding enorm positiv. So führt regelmäßiges Training auf dem Minitramp zu einer Erhöhung der Knochendichte und liefert damit einen wichtigen prophylaktischen Beitrag zur Verhinderung von Osteoporose. Die zyklischen, d. h. immer wieder gleichen, Bewegungen besitzen keine hohen Druckbelastungsspitzen in den Gelenken, d. h., dass sich insbesondere die Hüft-, Knie- und Sprunggelenke quasi belastungsfrei bewegen können, was die Gelenkernährung verbessert und eine schonende Gelenk- und Muskelmobilisation ermöglicht. Ein Erwachsener verfügt über ca. 206 Knochen, von denen sich allein die Hälfte in den Händen und Füßen befindet. Knochen sind durch Gelenke oder durch Fugen miteinander verbunden und verleihen dem Körper seine Stabilität.

/ **Positive Effekte** des Reboundings auf Knochen und Gelenke:
/ Verfestigung der Knochen und Erhöhung der Knochendichte.
/ Größere Belastbarkeit und Elastizität der Knochen durch eine verbesserte Mineral-stoffversorgung.
/ Die verbesserte Gelenkernährung führt zu einem besseren Schutz der Gelenke (bessere Gelenkschmierung).
/ Erhöhung der Beweglichkeit in den Gelenken.
/ Prophylaktischer Beitrag zur Verhinderung von Osteoporose.

3.4 HERZ-KREISLAUF-SYSTEM

Regelmäßiges Training auf dem Minitramp verbessert die Leistungsfähigkeit des Herz-Kreislauf-Systems und damit die allgemeine aerobe Grundlagenausdauer deutlich. Dabei umfasst das Herz-Kreislauf-System das Herz, das gesamte Gefäßsystem (Arterien und Venen) und das Blut. Neben den meist bekannten positiven Effekten eines Ausdauertrainings auf das Herz bietet Rebounding auch ein sehr effektives Training des Gefäßsystems. Die zyklischen Bewegungen fördern den venösen Rückfluss des Blutes in den Beinvenen und beugen einer Schwächung der Venenklappen und dem Entstehen von Krampfadern vor.

Schwedische Ärzte haben schon vor Jahren Übungen auf dem Minitramp im Aufbautraining nach Herzoperationen durchgeführt. Dabei haben sie nachgewiesen, dass vor allem die kurzen Frequenzen des Auf- und Abschwingens eine stärkende und stimulierende Wirkung auf die inneren Organe ausüben (vgl. Buschmann & Luginbühl, 1995, S. 14). Bei entsprechend regelmäßigem Training werden sowohl Herz, Gefäßsystem und Blut positiv beeinflusst.

POSITIVE EFFEKTE DES REBOUNDINGS AUF DAS HERZ:

/ Senkung des Ruhe- und Belastungspulses.

/ Senkung des Blutdrucks.

/ Ökonomisierung der Herz-Kreislauf-Arbeit und geringere Belastung des Herzens.

/ Erhöhte maximale Leistungsfähigkeit des Herz-Kreislauf-Systems.

/ Verringerter Sauerstoffbedarf des Herzmuskels.

/ Verbesserte Durchblutung des Herzmuskels.

/ Vergrößertes, maximales Schlag- und Herzminutenvolumen.

POSITIVE EFFEKTE DES REBOUNDINGS AUF GEFÄSSSYSTEM UND BLUT:

/ Erhöhte Sauerstofftransportkapazität durch Vermehrung der roten Blutkörperchen.

/ Verbesserte Sauerstoffversorgung des gesamten Organismus.

/ Verbesserung des venösen Blutstroms und Vorbeugung vor Krampfadern.

/ Verbesserte Elastizität der Blutgefäße.

/ Bessere Fließeigenschaften des Bluts.

/ Verringerte Thrombosegefahr.

/ Abnahme des Blutfettspiegels.

/ Die bessere Durchblutung der peripheren Blutgefäße führt zu einem geringeren Risiko von Arteriosklerose.

/ Bildung von Kollateralen (= Umgehungsgefäße neben den Hauptgefäßen).

Zudem trainiert das Rebounding auch die Atmung. Eine wiederholt tiefe Atmung führt auf Dauer zu einer Weitung der Lungengefäße, einem Anstieg der Vitalkapazität der Lunge, einer Ökonomisierung der Atmung und letztlich zu einer größeren Leistungsfähigkeit.

3.5 STOFFWECHSEL

Da beim Rebounding die gesamte Körpermuskulatur beansprucht wird, ist auch der Energiestoffwechsel in außergewöhnlichem Maße angeregt. Insbesondere der Fettstoffwechsel wird bei entsprechender Trainingsintensität und -dauer trainiert. Alle Effekte zusammen unterstützen eine Gewichtsreduktion nachhaltig.

POSITIVE EFFEKTE DES REBOUNDINGS AUF DEN STOFFWECHSEL:

/ Intensivierung des Fettstoffwechsels.

/ Vermehrung der Enzyme zur Fettverbrennung.

/ Vermehrung der Mitochondrien (= Kraftwerke) in den Zellen.

/ Senkung der Blutfette (Triglyzeride).

/ Anstieg des „guten" HDL-Cholesterins und Senkung des „schlechten" LDL-Cholesterins.

/ Anregung der Verdauung.

/ Gewichtsreduzierung bzw. -kontrolle durch Abbau von Körperfett.

3.6 LYMPHSYSTEM

Nahezu jeder besitzt eine Vorstellung von unserem Herz-Kreislauf-System, in Form von unserem Herzen, dem Gefäßsystem (Arterien und Venen) und dem Blut. Aber was ist das Lymphsystem? Woraus setzt es sich zusammen und wie sieht es aus? Spätestens jetzt verlässt uns unsere Vorstellungskraft und unser schulisches Wissen aus dem Biologieunterricht. Dabei ist unser Lymphsystem genauso bedeutend wie das Herz-Kreislauf-System.

Würde es, als ein hoch entwickeltes Abwehr- und Transportsystem, ausfallen, träte innerhalb von 24 Stunden der Tod ein. Während das Herz-Kreislauf-System die Aufgabe hat, alle Zellen des Körpers mit Nährstoffen zu versorgen und den Abtransport von Stoffwechselendprodukten zu gewährleisten, ist unser Lymphsystem vor allem für die Entgiftung des Körpers verantwortlich.

Dabei arbeitet es eng mit dem Blutgefäßsystem zusammen. Es besitzt als eine Art Transportsystem die Aufgabe, aus dem Körpergewebe überschüssige Zellflüssigkeit, Fremdstoffe und Stoffwechselprodukte, also Eiweiße, Fette, Zelltrümmer, Fremdkörper, Bakterien und andere Krankheitserreger, abzuführen. Dabei funktioniert dieses System als eine Art Einbahnstraße. Das Lymphsystem besteht aus:

/ Lymphe (blutplasmaähnliche Körperflüssigkeit),

/ den Lymphgefäßen,

/ und aus den sogenannten lymphatischen Organen (Lymphknoten, Milz, Tonsillen, Thymus).

WIE WIRD UNSER KÖRPER ENTGIFTET?

Die Muskelkontraktionen der Skelettmuskulatur (Muskelpumpe) und die rhythmischen Bewegungsimpulse der Ein- und Ausatmung setzen die Lymphtätigkeit in Gang. Nur so kann die Lymphflüssigkeit, beladen mit Giftstoffen und überschüssiger Zellflüssigkeit, zu den Lymphknoten und später in den venösen Blutkreislauf gelangen. In den Lymphknoten wird die Lymphe auf für den Körper schädliche Bestandteile überprüft und Giftstoffe werden herausgefiltert.

Die Lymphflüssigkeit gelangt letztlich oberhalb der Schlüsselbeine in das Venensystem. Des Weiteren bilden die Lymphknoten die für die körpereigene Abwehr so wichtigen weißen Blutkörperchen. Außerdem verringern sie die Lymphmenge, indem der Lymphflüssigkeit ca. 50 % des Wassers entzogen wird.

Bei entzündlichen Prozessen in unserem Körper schwellen unsere Lymphknoten stark an. Dies ist ein Zeichen dafür, dass unsere Lymphknoten zu diesem Zeitpunkt stark beansprucht werden. Ein schlecht funktionierender Lymphkreislauf hat eine Verlangsamung des Lymphflusses zur Folge, d. h., die Bestandteile der Lymphe bleiben im Zwischenzellraum liegen. Dies kann eine sichtbare Ödementwicklung vor allem im Bereich der Arme, Beine und im Gesicht zur Folge haben.

Trinken Sie täglich mehrere Liter Wasser

Um den Lymphfluss und seine entgiftende Wirkung zu unterstützen, sollte man generell auf eine ausreichende Flüssigkeitszufuhr achten. Am besten trinken Sie dazu einfach nur Wasser. Dies hat noch viele weitere Vorteile. So ist Wasser einer der lebenswichtigsten Bestandteile unserer Ernährung. Ob es generell um die Erhaltung einer guten Gesundheit geht oder um eine bewusste Gewichtsreduktion, es gibt viele Gründe, täglich mehrere Liter Wasser zu sich zu nehmen. Der Mensch kann über Wochen ohne feste Nahrung auskommen, aber einige Tage ohne Flüssigkeit können schon tödlich sein. Der Körper besteht zu mehr als der Hälfte aus Wasser (ca. 38-47 l) und scheidet täglich durch Schweiß, Urin, den Atem und über den Darm ca. 2,5 l Wasser aus. Eine ausreichende Flüssigkeitszufuhr ist erforderlich, um verlorenes Wasser zu ersetzen. Je aktiver man ist und je höher die Umgebungstemperatur, desto mehr Wasser braucht Ihr Körper. Dabei kommen dem Wasser einige ganz grundlegende, ernährungsphysiologische Aufgaben zu:

/ Wasser unterstützt die entgiftende Wirkung des Lymphflusses.

/ Wasser ist ein lebenswichtiger Nährstoff.

/ Wasser sättigt.

/ Wasser befördert Nährstoffe zu den Zellen.

/ Wasser befördert über den Blutkreislauf Hormone und krankheitsbekämpfende Zellen.

/ Wasser ist für viele chemische Reaktionen in der Verdauung und im Stoffwechsel notwendig.

/ Wasser trägt zur Schweißproduktion und somit zur Temperaturkontrolle bei.

/ Wasser schützt das Gewebe.

/ Wasser schmiert die Gelenke.

/ Wasser bringt Erleichterung bei Verstopfung.

3.7 KOORDINATION

„Die Entwicklung der Gleichgewichtsfunktion, der Koordinationsfähigkeit und motorischen Anpassungsfähigkeit wird durch kein Sportgerät so positiv beeinflußt wie durch den gezielten Einsatz des Trampolins" (vgl. Rheker, 1993, S. 139). Diese Aussage zeigt den außerordentlich positiven Einfluss auf die Koordination durch regelmäßig betriebene Bewegungsübungen auf dem Minitramp. Koordination oder Gewandtheit ist definiert als das Zusammenwirken des Zentralnervensystems (ZNS) und der Skelettmuskulatur innerhalb eines bestimmten Bewegungsablaufs.

Dabei lassen sich, in Anlehnung an Blume (1987), sieben koordinative Fähigkeiten unterscheiden: Differenzierungs-, Kopplungs-, Reaktions-, Orientierungs-, Umstellungs-, Gleichgewichts- und Rhythmisierungsfähigkeit. Nur eine gute Koordination erlaubt es einem, vielfältige Bewegungsaufgaben erfolgreich, also genau und präzise, zu lösen.

Rebounding trainiert und optimiert die Gleichgewichts-, Orientierungs- und Rhythmisierungsfähigkeit. Diese Tatsache führt zu einem nicht zu unterschätzenden Vorteil für die Alltagsmotorik des Einzelnen. Dabei kommt der Verbesserung der Gleichgewichtsfähigkeit eine ganz entscheidende Bedeutung zu, da das gesamte Training auf instabilem Untergrund stattfindet. Besonders bei Erwachsenen und bei älteren Menschen beugt Rebounding somit der Bewegungsunsicherheit vor.

3.8 PSYCHE UND WOHLBEFINDEN

Jede Sportart, die gerne betrieben wird, hat positive Effekte auf das persönliche Befinden. Ob eine Sportart gerne betrieben wird, hängt ganz entscheidend davon ab, was bei der Sportart erfahren und empfunden wird und was das Durchführen der Sportart für Vorteile mit sich bringt. Beim Rebounding wirken im Wesentlichen die folgenden Bedingungen positiv auf die Psyche des Menschen:

/ Sportliche Ganzkörperbewegung.
/ Rhythmische und ausdauernde Belastung.
/ Subjektiv geringes Anstrengungsempfinden.
/ Eventuell gemeinsames Training in einer Gruppe.

Die Kombination dieser Faktoren eröffnet ein sehr großes Potenzial für positive Effekte auf das allgemeine Wohlbefinden. Dabei bietet Rebounding bereits während der sportlichen Bewegung die Möglichkeit, sich zu entspannen, indem man die subjektiv optimale Belastung wählt. Musik kann diesen Effekt entsprechend unterstützen.

Zusammenfassend besitzt ein regelmäßig durchgeführtes Training auf dem Minitramp die folgenden positiven psychischen Effekte:

/ Stressreduktion.

/ Steigerung des Wohlbefindens.

/ Spaß an der eigenen Leistung.

/ Steigerung des Selbstbewusstseins.

/ Steigerung des Selbstwertgefühls.

/ Verbessertes Körperbewusstsein.

/ Befindensverbesserung (Wohlbefinden, Freude, Zufriedenheit).

/ Steigerung der Aktivität, Attraktivität und Lebensqualität.

/ Verstärktes Gesundheitsbewusstsein (Bewegung, Ernährung).

Rebounding eignet sich auch optimal als Partner- oder Gruppentraining. Personen, die zusammen zu zweit oder in der Gruppe Sport treiben, verfolgen gemeinsame Ziele und sind somit motivierter, wirklich regelmäßig zu trainieren. Rebounding in einer Sportgruppe besitzt die folgenden positiven psychosozialen Effekte:

/ Entstehung von neuen sozialen Kontakten.

/ Möglichkeit der Eingliederung in eine Sportgruppe.

/ Positiver Einfluss auf das psychosoziale Wohlbefinden.

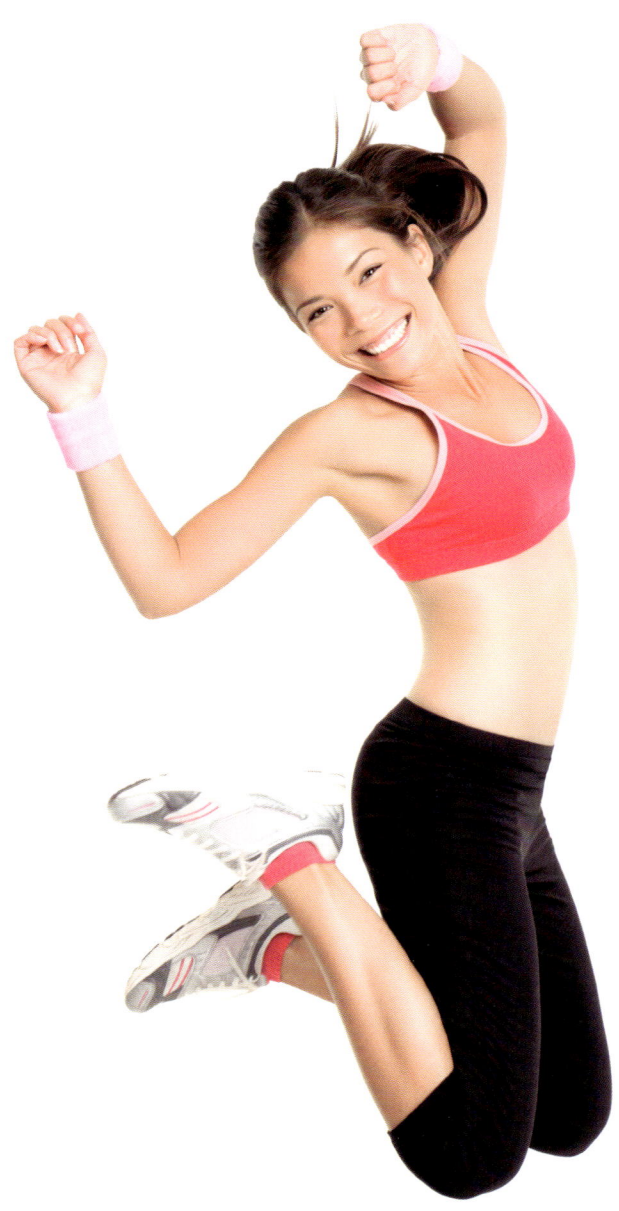

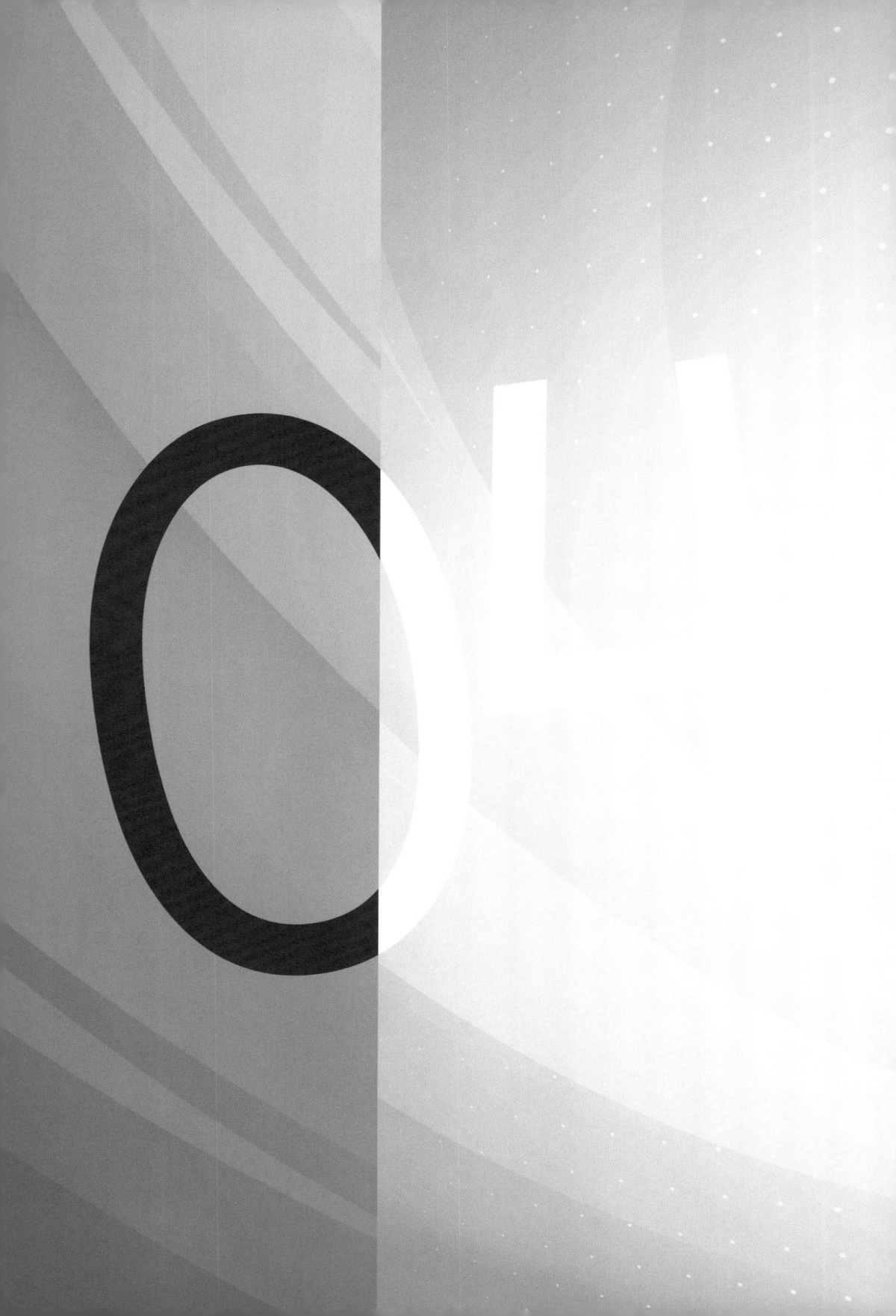

DAS

MINITRAMP

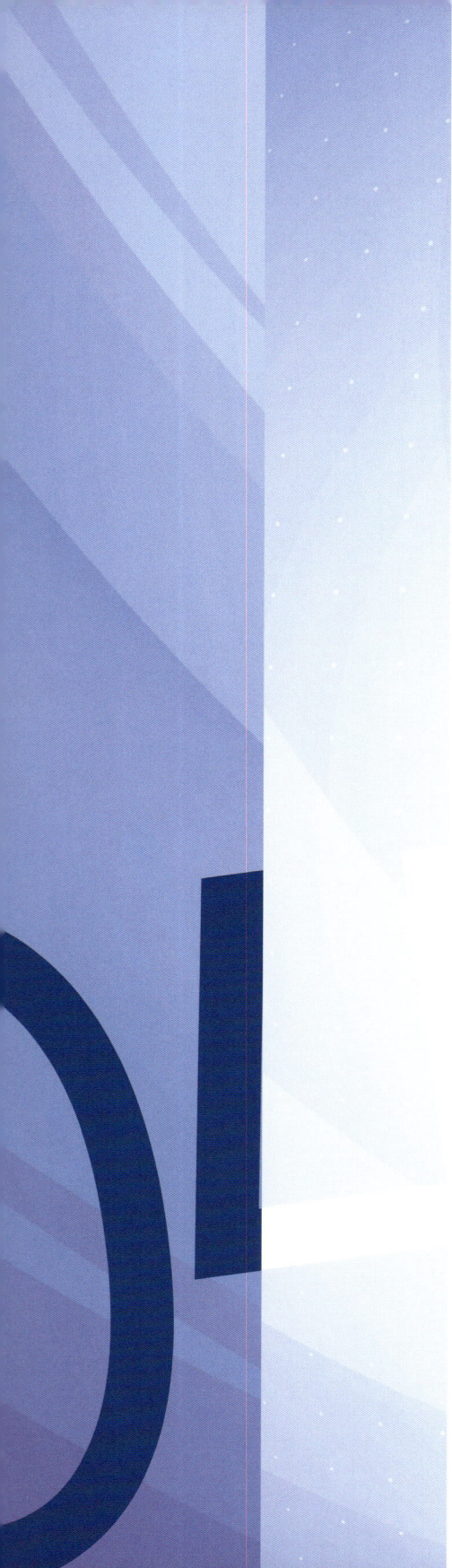

DAS
MINITRAMP

Sie wollen mit dem Rebounding beginnen und sich ein eigenes Minitramp zulegen, dann benötigen Sie ein wenig Grundlagenwissen über den Aufbau, die verschiedenen Gerätetypen und über eventuelle Zusatzgeräte.

4.1 AUFBAU

Ein Minitramp besteht aus den folgenden Teilen:
/ dem Rahmen,
/ der Sprungmatte,
/ den Federn oder Gummiseilen und
/ den Stellfüßen.

RAHMEN

Der Rahmendurchmesser beträgt in der Regel zwischen 1 m und 1,25 m. Ein etwas größeres Gerät besitzt den Vorteil, dass es bei bestimmten Übungen mehr Platz bietet und auch das Schwingen als angenehmer empfunden wird. Dabei ist die eigentliche Schwung- bzw. Sprungfläche um ca. 30 cm kleiner als der Rahmendurchmesser. Entscheidend ist oft ein Blick von unten, denn nur hier können Sie einen Einblick in die Verarbeitung und die Aufhängung der Sprungmatte bekommen (blanke Federn, eingestanzte Löcher im Rahmen oder durch einen Bügel verstärkte Ösen). Achten Sie darauf, dass der Rahmen inklusive der Stahlfedern oder Gummiseile von einer Randabdeckung überdeckt ist, um so vor einem unbeabsichtigten Draufspringen geschützt zu sein.

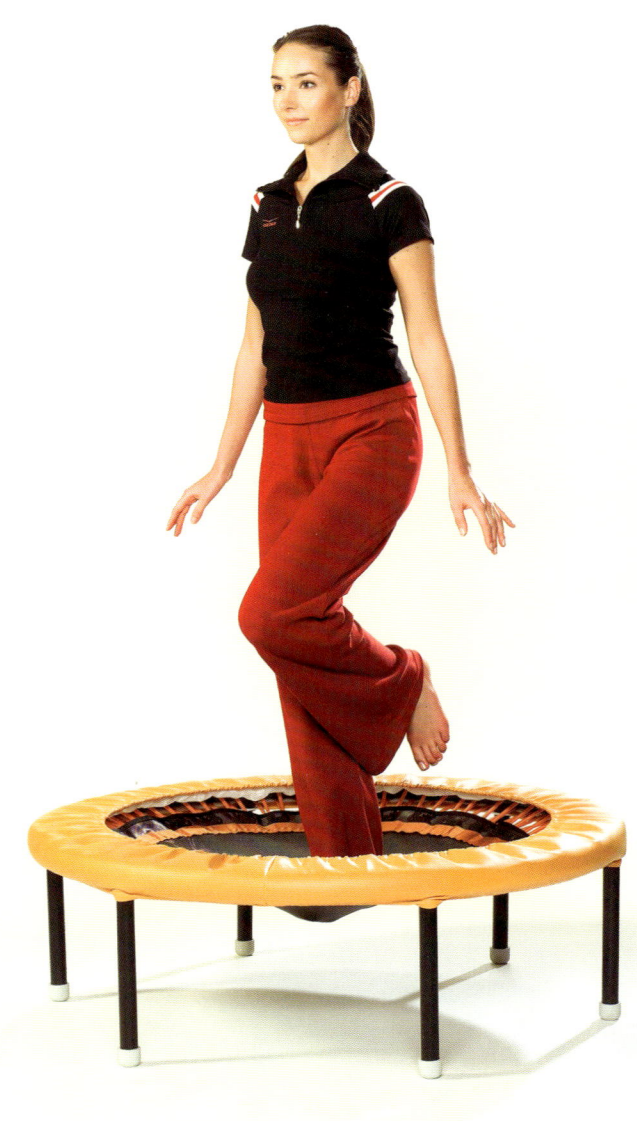

SPRUNGMATTE

Beim Training auf hartem Untergrund muss der Körper den gesamten Aufprall abfangen. Dies führt auf Dauer zu entsprechenden Überbelastungen mit den bekannten Folgen (Muskelkater; Gelenkschmerzen; Inaktivität) und zu entsprechenden Abnutzungserscheinungen (Arthrose) im Bereich der Fuß-, Knie-, Hüft- und Wirbelsäulengelenke. Diese Schockwelle kann bei einem Training auf dem Minitramp erst gar nicht entstehen, da bei jeder Landung die elastische Sprungmatte eine Art Stoßdämpferfunktion einnimmt und die Belastung über den ganzen Körper verteilt wird (vgl. Buschmann & Luginbühl Jurczyk, 2001, S. 18). Der Bremsweg auf der gefederten Sprungmatte eines Minitramps ist also viel länger als auf hartem Untergrund. Somit lassen sich Belastungsspitzen und Überbeanspruchungen des Stütz- und Bewegungsapparats vermeiden.

Qualitativ hochwertige Sprungmatten aus Nylon oder Polypropylen sind extrem elastisch und besitzen eine unbegrenzt lange Lebensdauer. Je elastischer sie sind, desto effektiver sind die beim Rebounding so entscheidenden Vorgänge der Beschleunigung und des Abbremsens. Dabei wird man in der Abwärtsbewegung tief in die Matte hineingedrückt und in der Aufwärtsbewegung entsprechend aus der Sprungmatte hinaufkatapultiert (Reboundeffekt). Das bedeutet, dass das Minitramp über die elastische Sprungmatte Energie an den Übenden zurückgibt (Energy Return). Aufgrund dieser Stoßdämpferfunktion des hochelastischen Sprungtuchs zählt das Rebounding zu den gelenkschonendsten Trainingsmethoden überhaupt. Bei einem qualitativ minderwertigen Minitramp mit einer viel zu straffen Federung und einem unelastischen Sprungtuch ist dieser Effekt des Energy Returns stark vermindert. Für den Einsatz unter freiem Himmel sollten die Sprungmatten UV-beständig sein.

STAHLFEDERN ODER GUMMISEILE

Die Sprungmatten eines Minitramps sind entweder an Stahlfedern oder hochelastischen Gummiseilen aufgehängt. Werden bei einem Minitramp Gummiseile verwendet, eignet sich dieses für Schwungübungen, also für ein extrem gelenkschonendes Training bei Rehapatienten, Übergewicht, arthritischen Beschwerden und bei Problemen an Wirbelsäule und Sprunggelenken. Geräte mit Gummiseilen werden in der Regel auch als Rebounder bezeichnet.

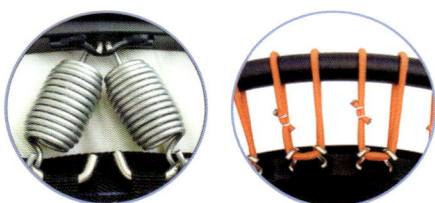

Foto 1: Stahlfedern oder Gummiseile

Bei einem Minitramp, dessen Sprungmatte an elastischen Stahlfedern aufgehängt ist, tragen bis zu 48 Spezialfedern zu einem weichen und harmonischen Schwingen bei.

STELLFÜSSE

Die Stellfüße sollten möglichst zum Abschrauben oder besser noch mit Klappbeinen versehen sein. So lässt sich ein Minitramp hinter jedem Schrank oder unter dem Sofa verstauen. Außerdem ist es leichter zu transportieren. Gummikappen zu jedem Stellfuß machen das Gerät absolut rutschsicher und verhindern Kratzspuren auf Parkett oder Fliesen. Die Länge der Füße liegt zwischen 20 und 40 cm. Sie ist bei großen Personen und niedriger Raumhöhe oft von kaufentscheidender Bedeutung. Müssen Sie Ihr Gerät häufig auf- und abbauen, um es z. B. unter Ihrem Bett zu verstauen, dann sollten Sie ein Gerät mit Klappbeinen bevorzugen.

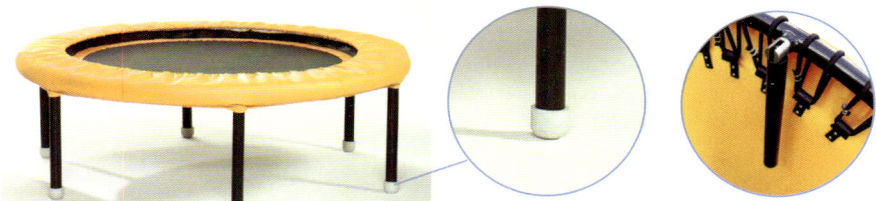

Foto 2: Stellfuß mit Gummikappe   *Foto 3: Minitramp mit Klappbeinen*

WEITERE ACCESSOIRES

Für das Minitramp gibt es noch eine Reihe weiterer, ganz nützlicher Accessoires, die man sich aber nur bei wirklichem Gebrauch zulegen sollte.

Dazu zählen:
/ Haltegriff,
/ Tragetasche,
/ Randpolster,
/ Schurwollauflage und
/ Schutzhülle.

Um unsicheren Personen mit eingeschränktem Gleichgewichtsgefühl ein Training auf dem Minitramp zu ermöglichen, lassen sich bei einigen Modellen zusätzliche Haltegriffe anbringen. Diese müssen auf jeden Fall zum Durchmesser des entsprechenden Minitramps passen. Haltegriffe haben sich bei Senioren, Menschen mit geistigen oder körperlichen Einschränkungen und in der Rehabilitation bewährt.

Wer auch im Urlaub und auf Reisen nicht auf sein Minitramp verzichten will, der sollte sich eine für die Größe des Geräts passende Tragetasche zulegen. Eine weiche und wärmende Auflage, am besten aus Schurwolle, empfiehlt sich insbesondere für Übungen im Liegen und bei Entspannungsübungen. Für ein Outdoortrampolin im Garten ist eine Schutzhülle von Nutzen.

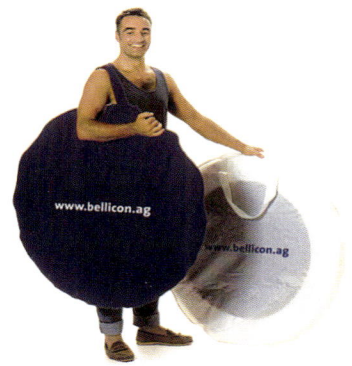
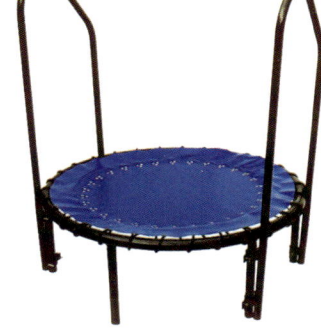

Foto 4: Tragetasche für den Transport   *Foto 5: Minitramp mit Haltegriff*

AUCH IN EINER HELLHÖRIGEN MIETWOHNUNG IST REBOUNDING KEIN PROBLEM

Was soll man tun, wenn der Untermieter rebelliert? Sie bauen sich einen eigenen Schallschutz. Dazu brauchen Sie für jeden Stellfuß Ihres Minitramps eine ca. 20 x 20 cm große und 4-8 cm dicke Styroporplatte, welche Sie oben mit einem ebenso großen Holzbrett versehen müssen.

4.2 VERSCHIEDENE TYPEN

Aufgrund der verschiedenen Aufhängungen lassen sich generell zwei Arten von Minit-ramps unterscheiden. Die einen besitzen eine Aufhängung mit Stahlfedern und haben somit eine hohe Schwungfrequenz, aber eine kleine Schwungamplitude. Bei den anderen ist die Sprungmatte an hochelastischen Gummiseilen aufgehängt, was eine niedrigere Schwungfrequenz, aber eine größere Schwungamplitude zur Folge hat.

Wer also auf seinem Minitramp eher seine Fitness verbessern will oder sein Gewicht reduzieren will, der sollte lieber ein Minitrampolin mit Stahlfedern bevorzugen. Wer Rücken- oder andere Gelenkprobleme hat oder aus rehabilitativen Gründen auf einem Minitramp trainiert, für den ist ein Gerät mit einer Aufhängung an hochelastischen Gummiseilen von Vorteil.

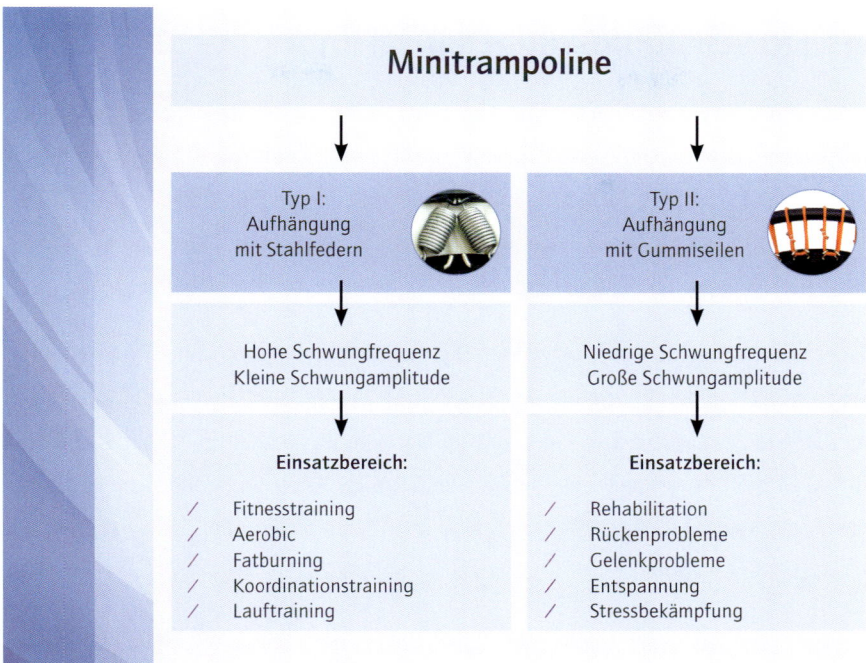

Abb. 4: Minitrampoline mit Stahlfedern oder hochelastischen Gummiseilen

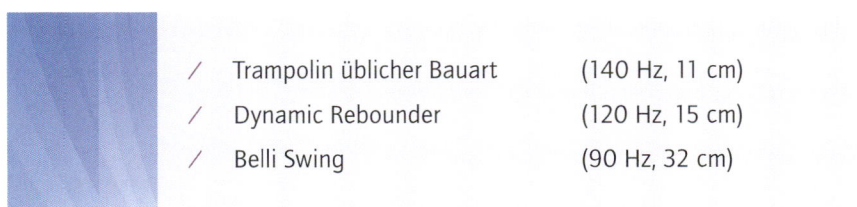

Abb. 5: Schwungfrequenz und Schwungamplitude im Vergleich (Trampolin üblicher Bauart; Dynamic Rebounder; Belli Swing)

4.3 ENTSCHEIDUNGSHILFEN BEIM KAUF

Entscheidend für die richtige Wahl des Minitramps ist, wer in der Hauptsache auf ihm trainieren will und welchem Zweck es dienen soll. Dient es als reines Fitnessgerät oder wird es auch in der Rehabilitation eingesetzt? Wird es in der Hauptsache von Kindern oder vielleicht nur von Senioren benutzt oder will ein übergewichtiger Sport-(Wieder)-Einsteiger mit dem Rebounding beginnen?

Inzwischen haben sich einige Firmen auf die Produktion von Minitramps und Rebound-ern spezialisiert. Die Folge ist eine Vielzahl zum Teil ganz unterschiedlicher Modelle von verschiedenen Anbietern. Der Preis liegt im Normalfall zwischen € 100,- bis € 300,-. Oftmals ist die Bezugsquelle mit entscheidend für den Preis. So lassen sich Rebounder nicht nur in Sportgeschäften, sondern auch über das Internet oder aus verschiedenen Sportkatalogen beziehen.

Wer sich ein Minitramp zulegen und einen größtmöglichen gesundheitlichen Effekt damit erzielen möchte, für den kommt nur ein qualitativ hochwertiges Gerät infrage. Hände weg von Billiggeräten. Diese besitzen in der Regel unelastische und stark vorge-spannte Sprungmatten, welche auch noch schnell ausleiern, und eine geringe Haltbar-keit aufweisen. Außerdem lassen sich keine Ersatzteile nachkaufen. Kurze, harte und unharmonische Bewegungen sind hier die Folge.

Kaufen Sie also schon Ihrer Gesundheit zuliebe nur ein hochwertiges Minitrampolin und achten Sie beim Kauf auf die folgenden Punkte:

/ Ein Gerät auswählen, auf dem Sie gerne trainieren.
/ Nur Geräte mit professionellem Ersatzteil- und Reparaturservice kaufen.
/ Achten Sie auf die Gewährleistungsfristen, die eventuell auch über den gesetzli-chen Rahmen von zwei Jahren hinausgehen.
/ Eine möglichst elastische Sprungmatte.
/ Die Länge der Stellfüße, die Körpergröße und die Deckenhöhe des Trainingsraums berücksichtigen.
/ Das Minitramp muss stabil stehen, das heißt, die Standfüße sollten fest zu ver-schrauben sein.

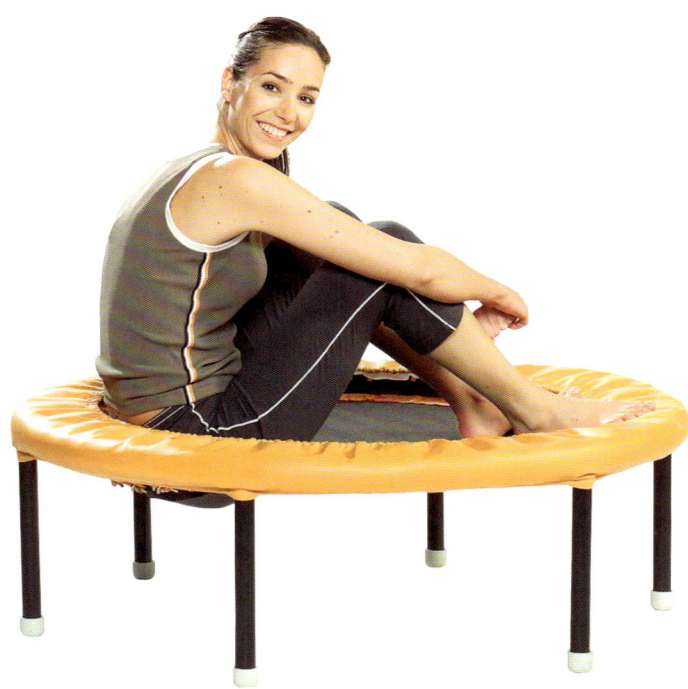

/ Die Bespannung muss gleichmäßig und mit nicht zu harten Stahlfedern oder Gummiseilen verspannt sein.

/ Informieren Sie sich beim Kauf auch über das Schwingungsverhalten und das empfohlene Körperhöchstgewicht.

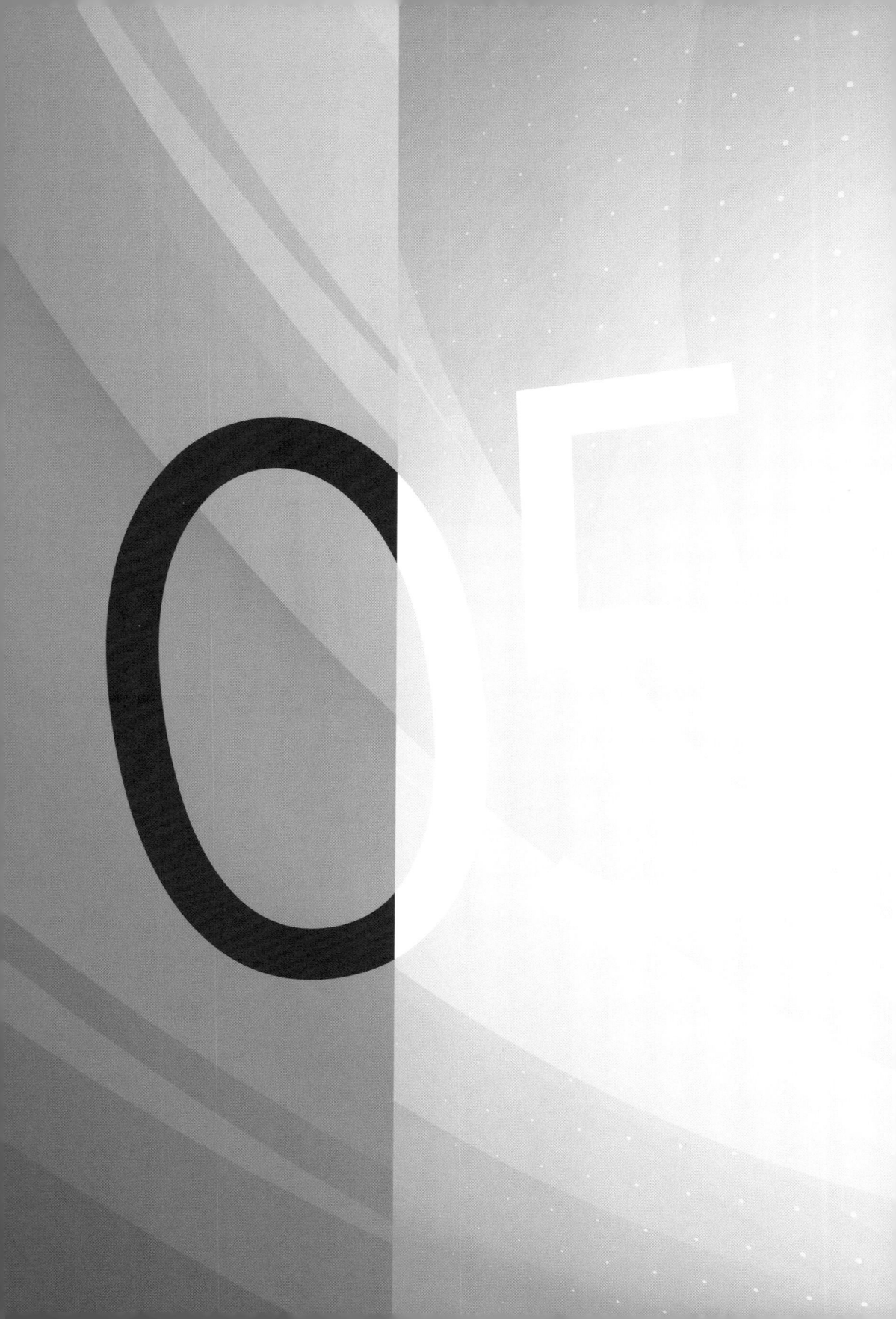

SCHWINGEN, WALKEN, LAUFEN UND HÜPFEN AUF DEM MINITRAMP

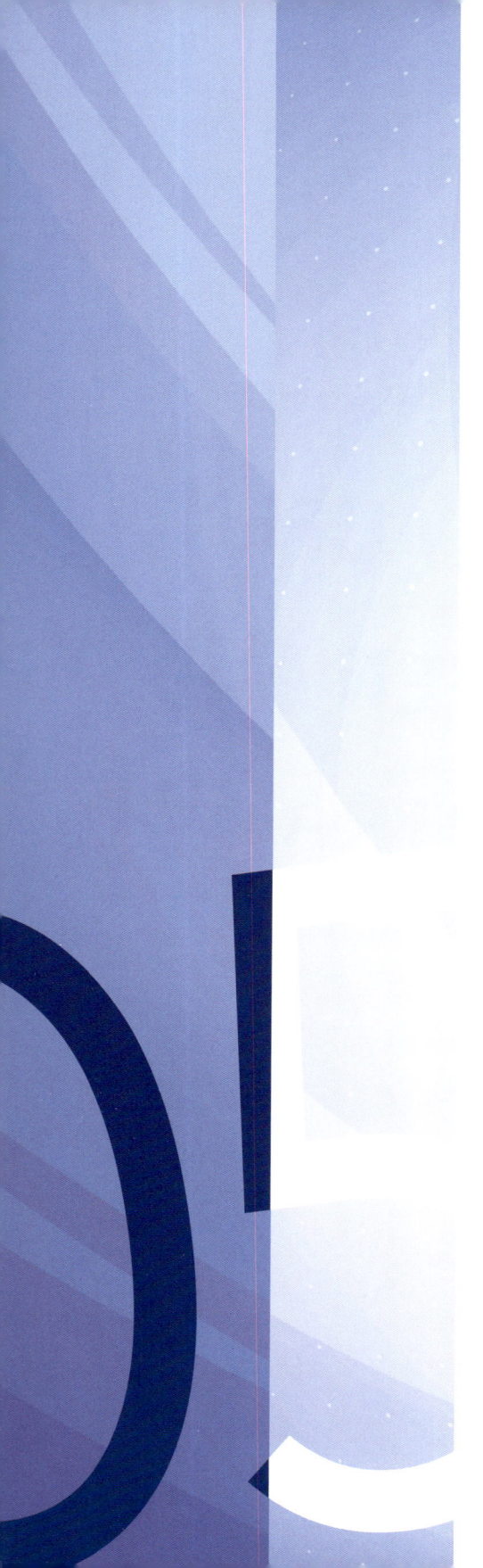

SCHWINGEN, WALKEN, LAUFEN UND HÜPFEN AUF DEM MINI-TRAMP

Rebounding ist kein Trampolinspringen und somit haben die Übungen auf dem Minitramp auch wenig gemeinsam mit den akrobatischen Höhenflügen des Trampolinspringens. Vielmehr versucht man bei den meisten Übungen, zumindest mit einem Fuß in ständigem Kontakt zur Sprungmatte zu bleiben. Dies gilt für alle Übungen des Schwingens, Walkens und Laufens. Nur beim Hüpfen verlässt man kurzzeitig die Sprungmatte. Für alle Übungen gilt es, mit möglichst viel Spaß und Freude dabei zu sein. Dabei ist das Übungsrepertoire auf dem Minitramp nahezu unerschöpflich. So lassen sich auf diesem Sportgerät, mit nur 1 m großen Durchmesser, immerhin bis zu 300 verschiedene Übungen durchführen.

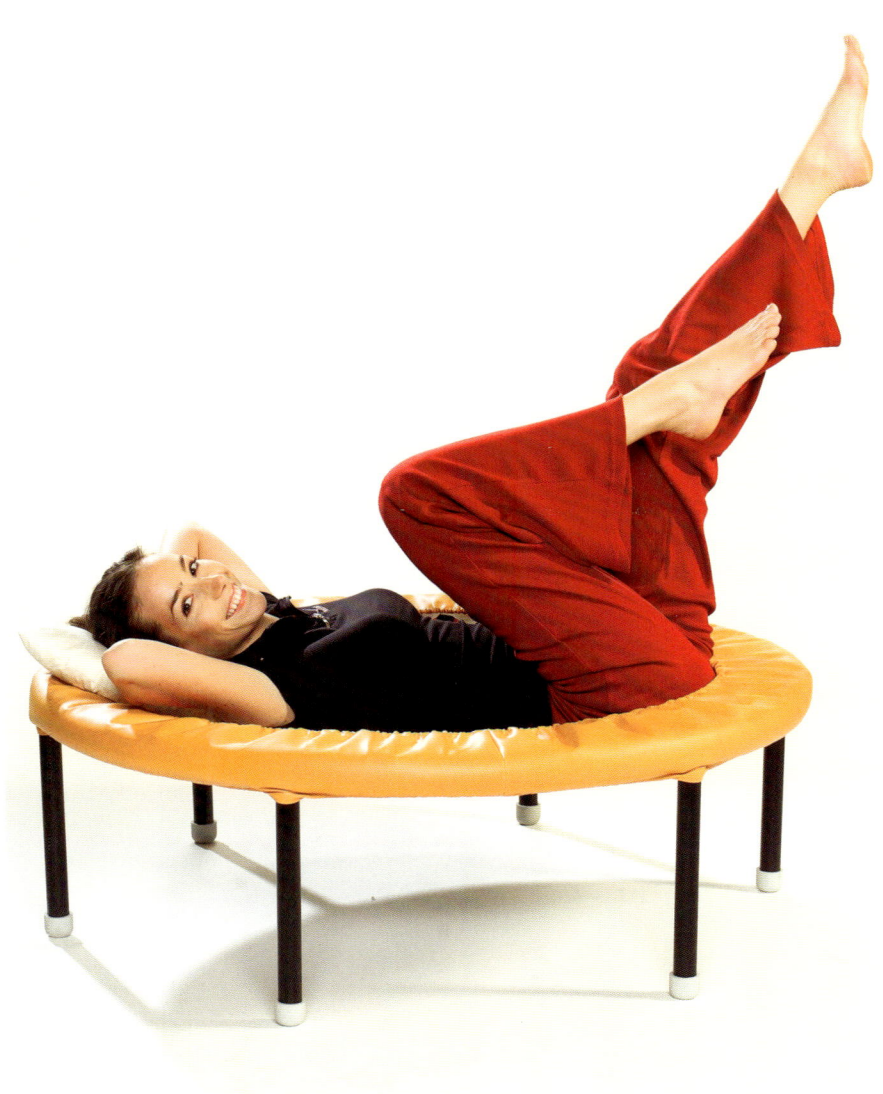

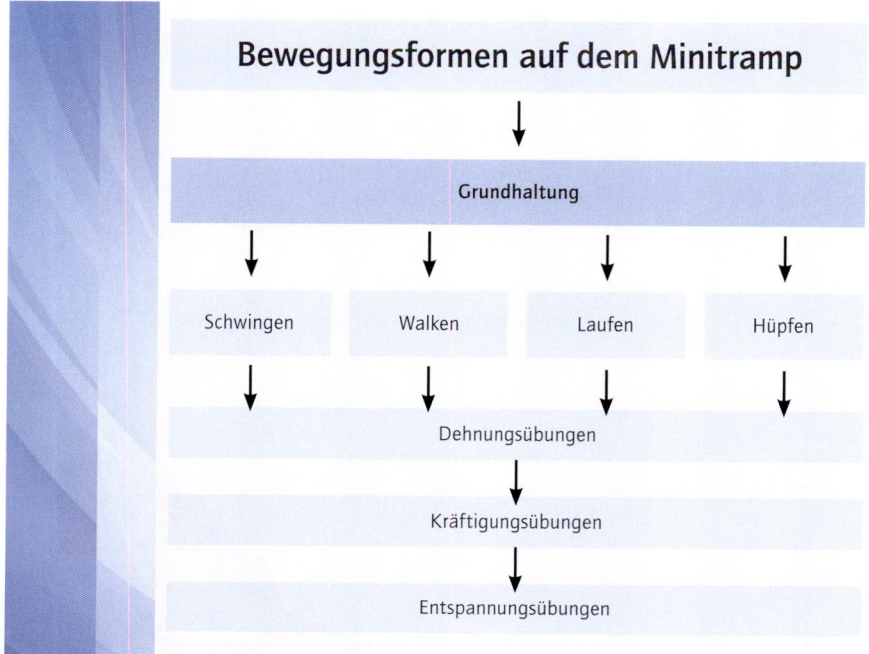

Abb. 6: Bewegungsformen auf dem Minitramp

Damit auch Sie Ihr Minitrampolin optimal einsetzen, sind in der Folge die wichtigsten Übungen beschrieben und in die Bereiche Schwingen, Walken, Laufen und Hüpfen unterteilt. Des Weiteren werden typische Dehnungs-, Kräftigungs- und Entspannungsübungen vorgestellt.

Übertreiben Sie aber das Training zu Beginn nicht. Ein Sport-(Wieder)-Einsteiger sollte die ersten Tage, bezogen auf das reine Rebounding, also Schwingen, Walken, Laufen und Hüpfen, nur 5-8 Minuten trainieren und dann erst sein Trainingspensum täglich auf bis zu 15 Minuten steigern.

Nur wer regelmäßig, also mindestens 2 x in der Woche, Sport treibt, kann gleich mit 10-12 Minuten einsteigen. Das sollte Sie aber nicht davon abhalten, gleich zu Beginn schon zusätzlich einige Dehnungs- und Kräftigungsübungen mit in Ihr Training zu integrieren. Also erst mit der Zeit Dauer, Intensität und die Schwierigkeit der Übungen langsam steigern.

AUF DIE RICHTIGE ATMUNG KOMMT ES AN!

Die Atmung gehört zu den Grundfunktionen des Lebens. Sie dient dazu, unseren Körper mit Sauerstoff zu versorgen. Ein Teil des Sauerstoffs wird in der Muskulatur verbraucht und zwar umso mehr, je größer die Belastung ist. Diese Erfahrung hat bereits jeder einmal beim Sport gemacht. Je schneller wir laufen, desto mehr müssen wir uns anstrengen und desto schneller müssen wir auch atmen. Leistung und Atmung hängen also eng miteinander zusammen. Wollen Sie Seitenstiche, Kurzatmigkeit und ein schnelles Ermüden bei Ihren Übungen auf dem Minitramp vermeiden, dann beachten Sie die folgenden Atmungsregeln:

/ Passen Sie die Atmung dem Bewegungsrhythmus an.

/ Vermeiden Sie Pressatmung. Diese beeinträchtigt nur die Durchblutung und damit die Sauerstoffversorgung der Muskulatur.

/ Atmen Sie tief und rhythmisch.

/ Atmen Sie ganz bewusst lange aus.

/ Frische Luft fördert die Sauerstoffzufuhr.

5.1 DIE RICHTIGE GRUNDHALTUNG

Aufgrund der Schwerkraft verlaufen beim Rebounding nahezu alle Körperbewegungen in der Vertikalen, und das auf einem dauernd instabilen Untergrund. Somit bildet die richtige Grundhaltung die Voraussetzung für ein effektives und gelenkschonendes Training, da nur so Fehlbelastungen im Bereich der Wirbelsäule, der Gelenke und der Beine vermieden werden. Außerdem wirkt sich eine richtige Grundhaltung positiv auf die Atmung, den Energiefluss und somit auch auf die sportliche Leistungsfähigkeit aus. Dabei ist besonders auf eine hüftbreite und parallele Fußstellung, eine leichte Kniebeugung sowie auf die richtige Kopfhaltung zu achten.

Der Kopf sollte wie eine Kugel auf dem ersten Halswirbel aufliegen, wobei das Kinn zusammen mit dem Nacken einen rechten Winkel (langer Nacken und entspannter Hals) bildet. Am besten Sie stellen sich vor, Ihr Kopf wird an seinem höchsten Punkt von einem Faden in die Höhe gezogen oder Sie würden auf Ihrem Kopf ein Buch balancieren. Um eine optimale Verteilung des Körpergewichts auf die tragenden Gelenke und die Wirbelsäule zu gewährleisten, sollte das Ohr zusammen mit dem Schulter-, Hüft-, und Fußgelenk auf einer Geraden liegen.

Achten Sie von Beginn an ganz bewusst auf die richtige gelenkschonende und rückengerechte Haltung. Aber auch als Fortgeschrittener sollte man sich die wichtigsten Elemente der Grundhaltung, von den Füßen angefangen bis zum Kopf, immer wieder ins Gedächtnis rufen, denn alle weiteren Übungen bauen letztlich auf dieser Grundhaltung auf.

Bevor Sie also mit dem eigentlichen Training beginnen, nehmen Sie zunächst immer die orthopädisch günstige Grundhaltung ein. Diese zeichnet sich durch folgende Merkmale aus:

/ Hüftbreite, parallele Fußstellung.
/ Gleichmäßige Gewichtsverteilung.
/ Leichte Kniebeugung.
/ Etwas eingezogener Bauch, um ein Hohlkreuz zu vermeiden.
/ Der Brustkorb zeigt nach vorne oben.
/ Der Blick ist geradeaus gerichtet.
/ Langer Nacken und entspannter Hals.

/ Nicht verkrampfen und locker bleiben.

/ Das Ohr liegt zusammen mit dem Schulter-, Hüft-, und Fußgelenk auf einer Geraden.

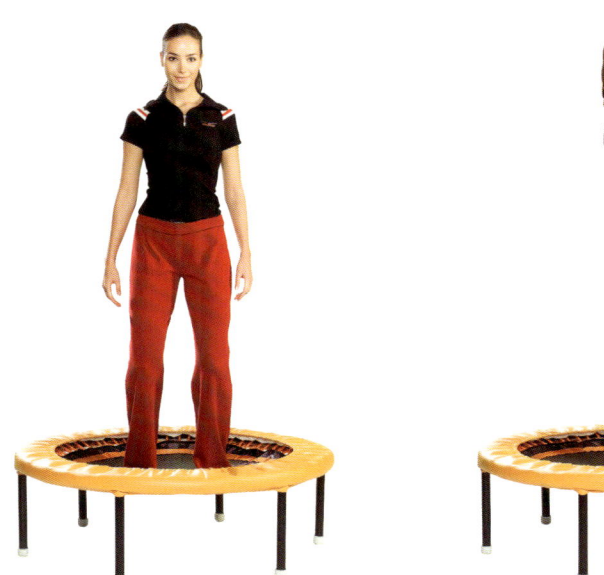

Foto 6: Die richtige Grundhaltung

Vermeiden sollte man auf jeden Fall eine häufig beobachtete Fehlhaltung, bei der durch eine zu starke Beckenkippung nach vorne eine Hohlkreuzhaltung eingenommen wird. Die Ursache liegt häufig in einer zu schwachen Bauchmuskulatur einerseits und einer verkürzten Hüftbeugemuskulatur andererseits. Mögliche Ursachen für diese Fehlhaltung können aber auch ein angeborenes Hohlkreuz oder ein durch falsches Training erworbenes Hohlkreuz sein. Die Folgen einer Hohlkreuzhaltung sind auf Dauer gravierend: Die Rückenstrecker verkürzen sich und der Bauch wölbt sich noch weiter vor. Dies führt zu einer weiteren Überdehnung der Bauchmuskulatur und dann über die Jahre zu schmerzhaften Belastungen, vor allem im unteren Lendenwirbelbereich.

Das richtige Abrollen des Fußes

Grundsätzlich sollte man beim Training auf dem Minitramp immer darauf achten, mit dem Fuß richtig abzurollen. Denn so kräftigen Sie Ihre Fußsohlenmuskulatur und stärken das Vorfußgewölbe.

Dazu wird im rhythmischen Wechsel eine Ferse angehoben, wobei der Fußballen in Kontakt zur Sprungmatte bleibt. Konzentrieren Sie sich auf den Fersendruck, indem Sie die Ferse ganz bewusst in die Sprungmatte hineinstoßen.

Ein zu starkes Durchdrücken des Quergewölbes im Vorfuß sollte man allerdings vermeiden. Diese unphysiologische Fehlhaltung ist auf Dauer äußerst schädlich und fördert verschiedenste Fußfehlstellungen.

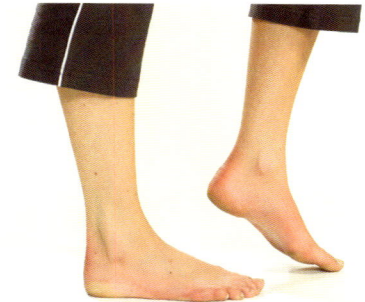
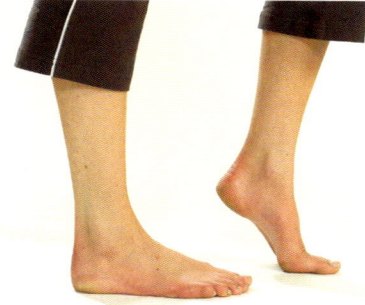

Foto 7: Richtige Fußstellung in der Abstoß-phase

Foto 8: Falsche Fußstellung in der Abstoß-phase

5.2 SCHWINGEN

Das Schwingen auf dem Minitramp ist die Basisübung schlechthin. Es löst Verspannungen in der Muskulatur und aktiviert gleichzeitig Herz-Kreislauf- und Lymphsystem. Für weniger trainierte Personengruppen und Personen mit vorhandenen physischen Einschränkungen stellt das Schwingen mit verschiedenen Variationen im Prinzip den Mittelpunkt des Trainings dar. Für andere wiederum ist das Schwingen fester Bestandteil in der Auf- und Abwärmphase. Für alle jedoch wirkt das Schwingen äußerst wohltuend und entspannend.

Unabhängig davon, zu welcher Zielgruppe Sie sich zählen, nachdem Sie die richtige gelenkschonende und rückengerechte Grundhaltung eingenommen haben, können Sie mit dem Schwingen beginnen. Dabei bleiben die Füße immer in Kontakt mit der Sprungmatte. Zu Beginn ist es wichtig, das richtige Gefühl für ein lockeres Schwingen zu entwickeln. Dazu ist es nicht notwendig, möglichst hoch zu schwingen, also fast den Kontakt zur Sprungmatte zu verlieren. Man sollte das Schwingen vielmehr als lockeres und leichtes Federn verinnerlichen, ohne größere Anstrengung in einem gleichmäßigen, ja fast meditativen Rhythmus mit einem ständigen Wechsel von muskulärer An- und Entspannung. Empfunden wird das Schwingen dann als ein Wechsel von sanfter Be- und Entlastung. Gelingt es Ihnen, dabei den durch das Minitramp vorgegebenen Rhythmus auf Ihren Bewegungsrhythmus entsprechend abzustimmen, dann werden Ihnen alle Übungen leicht und spielerisch fallen. Achten Sie darauf, durch leicht gebeugte Knie und ein Nachgeben im ganzen Körper besonders weich abzufedern und immer in der Mitte der Sprungmatte zu schwingen, um eine gleichmäßige Belastung auf den Körper zu erreichen.

1 GRUNDSCHWINGEN

Aus einer hüftbreiten, parallelen Fußstellung bei gleichmäßiger Gewichtsbelastung und einer leichten Kniebeugung die Füße von der Hüfte an abwärts in die Sprungmatte stoßen.

Dann beginnt eine fließende, auf- und abschwingende Bewegung, wobei die Arme locker herunterhängen oder leicht mitschwingen. Man sollte immer mit lockerem Einschwingen beginnen und die Schwingungsintensität allmählich erhöhen.

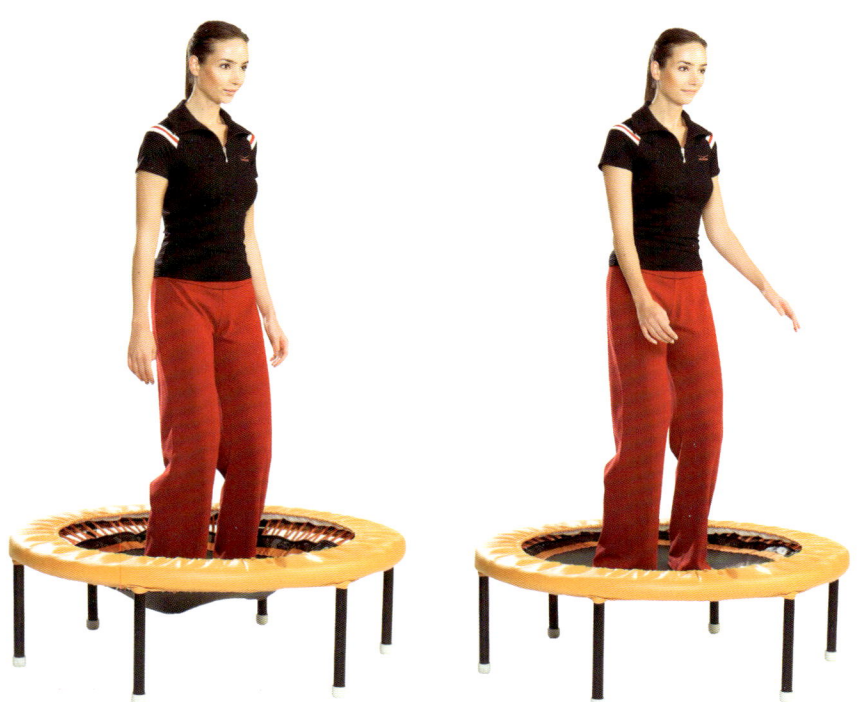

Foto 9: Grundschwingen

2 PENDELÜBUNG: SCHWINGEN ZUR SEITE

Beim Schwingen zur Seite wird das Körpergewicht abwechselnd zur Seite, also nach links und dann nach rechts bzw. abwechselnd von einem auf den anderen Fuß verlagert. Dabei beim Schwingen zur rechten Seite den rechten Arm und beim Schwingen zur linken Seite den linken Arm zur besseren Gleichgewichtskontrolle ein wenig vom Körper wegspreizen. Versuchen Sie dabei, nach einer anfänglich nur leichten Gewichtsverlagerung, bis an Ihre Grenzen zu gehen, also bis zu dem Punkt, an dem man nahezu aus dem Gleichgewicht kommt.

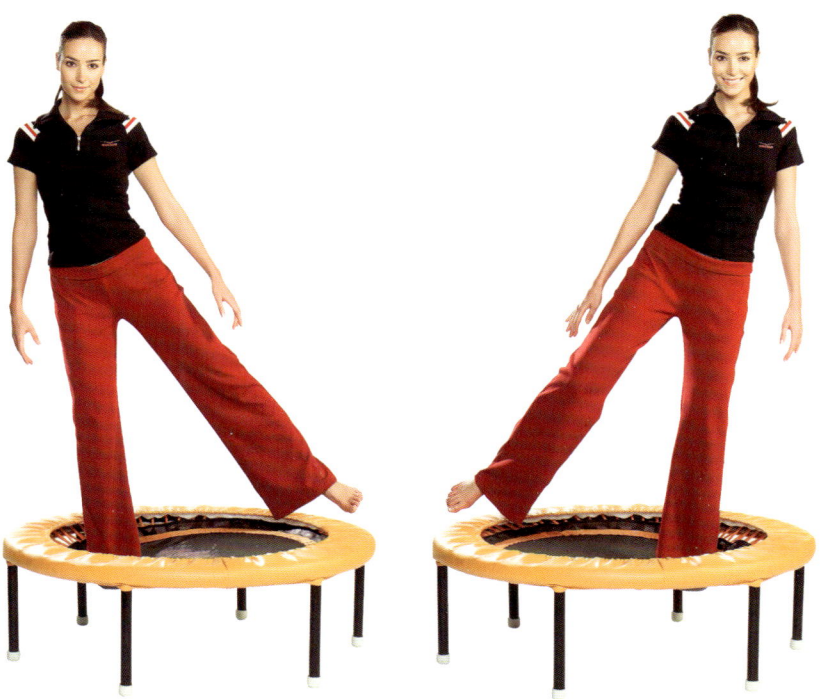

Foto 10: Pendelübung: Schwingen zur Seite

3 PENDELÜBUNG: SCHWINGEN NACH VORNE UND HINTEN

Beim Schwingen nach vorne liegt der Druck auf den Zehen und den Fußballen, während beim Schwingen nach hinten das Gewicht auf der Ferse liegt.

Versuchen Sie auch hier, bis an Ihre Grenzen zu gehen, also bis zu dem Punkt, an dem man nahezu aus dem Gleichgewicht kommt. Dabei hängen die Arme entweder locker neben dem Körper oder werden zur besseren Gleichgewichtskontrolle nach vorne oben geschwungen.

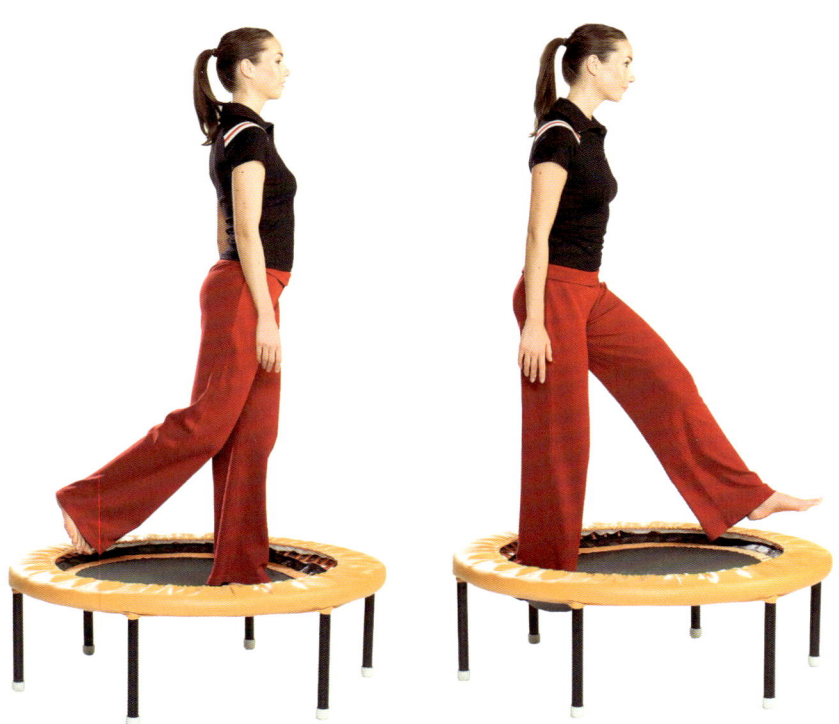

Foto 11: Pendelübung: Schwingen nach vorne und hinten

4 FERSENSCHWINGEN

Dabei die rechte und die linke Ferse im Wechsel in die Sprungmatte drücken. Der gegenüberliegende Arm wird zum Ausgleich etwas nach vorne geschwungen. Diese Übung verbessert das Gleichgewichtsgefühl und dehnt gleichzeitig die Wadenmuskulatur.

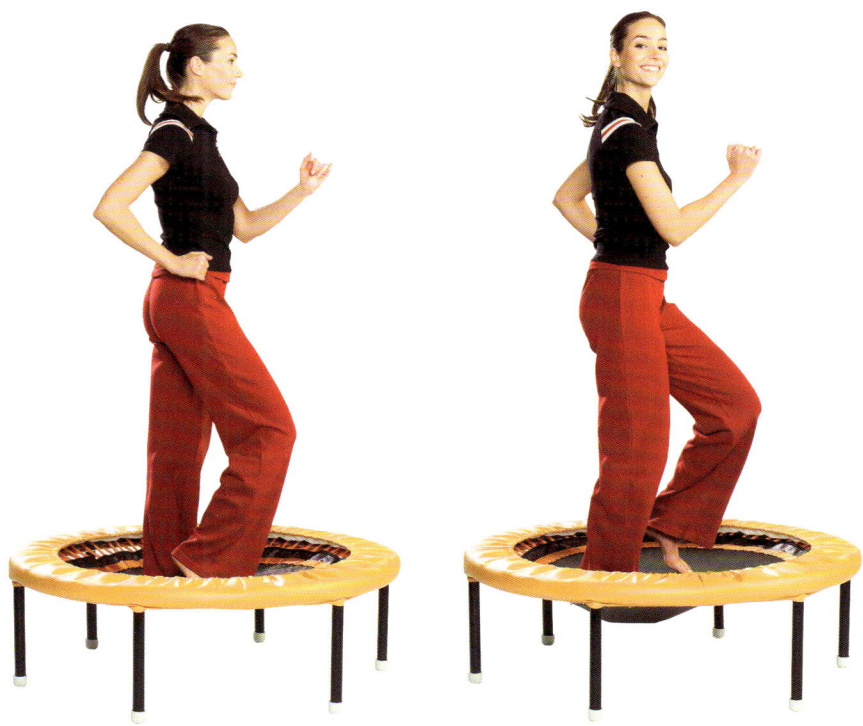

Foto 12: Fersenschwingen

5 SCHWINGEN MIT ARMÜBUNGEN

Beim Schwingen mit Armübungen wird zum einen die Oberkörper-, Schulter- und Armmuskulatur verstärkt mittrainiert und zum anderen werden Koordination und Beweglichkeit vor allem im Bereich der Schultergelenke und der Wirbelsäule geschult.

Einige typische Übungen sind:

/ Die Hände nach vorne oder zur Seite schieben.

/ Die gestreckten Arme vor dem Oberkörper im rhythmischen Wechsel überkreuzen.

/ Die Arme im Wechsel über dem Kopf strecken und wieder senken.

/ Armkreisen: Die zur Seite gestreckten Arme kreisen (kleine und große Kreise im
   Wechsel).

/ Propeller: Ein Arm (einarmiger Propeller) oder beide Arme (zweiarmiger Propeller)
   werden vor dem Körper gekreist; dabei wird rhythmisch zur Bewegung geatmet.

/ Mit den Armen vor dem Körper Ruderbewegungen nachvollziehen (in der Vorwärtsbewegung werden die Finger gespreizt, beim Zurückziehen werden die Hände zu
   Fäusten geballt).

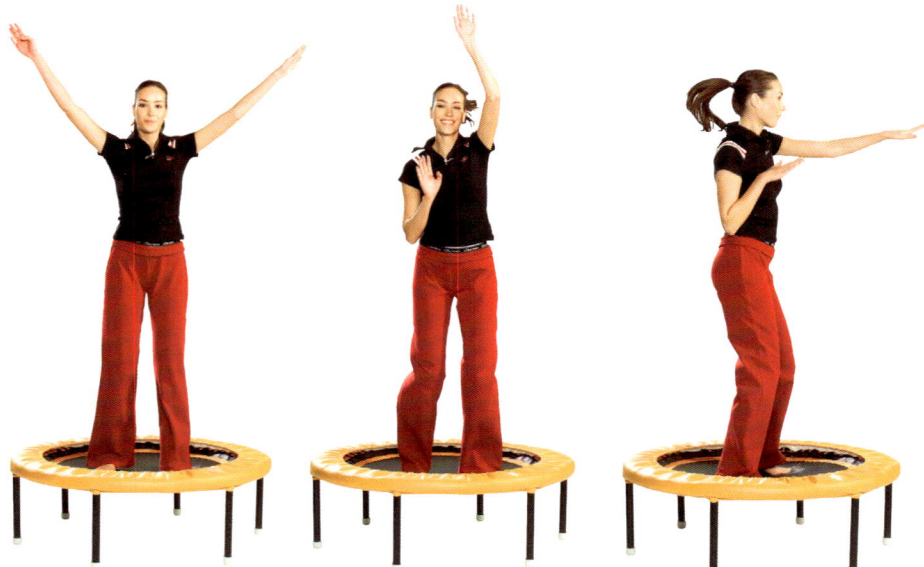

Foto 13: Schwingen mit Armübungen

6 EINBEINIGES SCHWINGEN

Beim einbeinigen Schwingen liegt die Belastung nur auf einem Bein, wobei die Arme zur besseren Gleichgewichtskontrolle ein wenig angehoben werden.

Diese Übung dient vor allem der Kräftigung der unteren Extremitätenmuskulatur und der Koordination. Aufgrund der höheren Belastung dieser Schwungübung entsprechend früh genug das Bein wechseln (z. B. alle fünf Sekunden oder 5 x auf dem rechten und dann 5 x auf dem linken Bein schwingen).

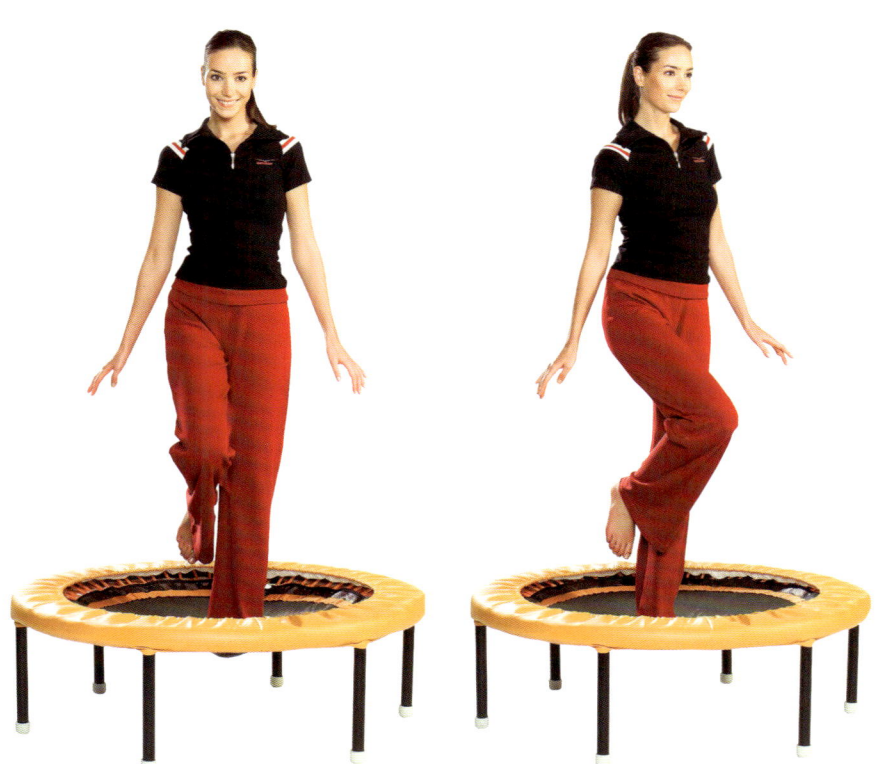

Foto 14: Einbeiniges Schwingen

7 TWISTSCHWINGEN

Beim Twistschwingen bleiben die Füße immer eng zusammen und schwingen im Wechsel mal ein wenig nach links und dann wieder ein wenig nach rechts, wobei sie die Sprungmatte nicht verlassen. Die Hände in die Hüfte stemmen oder die Arme und den Oberkörper locker in Gegenrichtung schwingen. So wird die Wirbelsäule mobilisiert und Verspannungen im Schulter-, Rücken- und Beckenbereich gelockert. Wer außerdem noch seine vordere Oberschenkelmuskulatur besonders kräftigen möchte, der verlagert seinen Körperschwerpunkt einfach etwas nach unten und geht ein wenig in die Hocke.

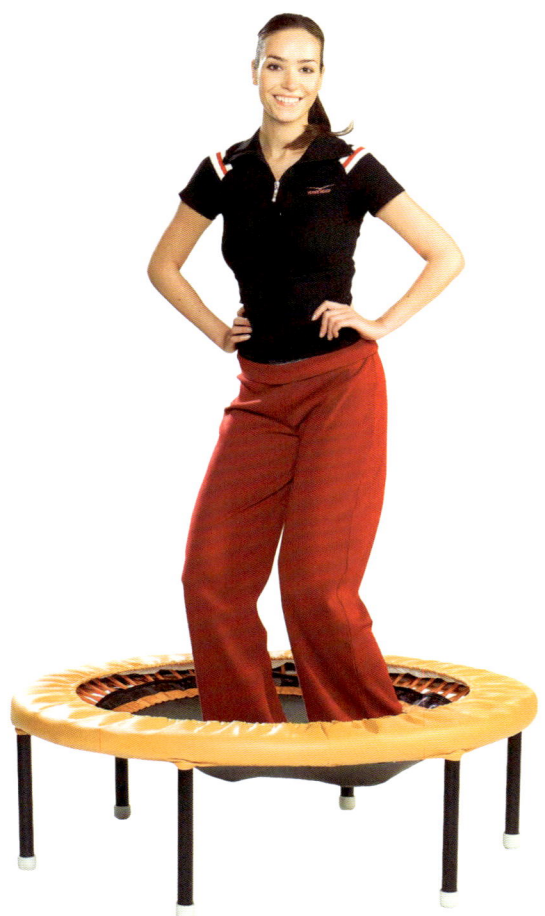

Foto 15: Twistschwingen

8   SPANNUNGSSCHWINGEN

Aus dem Grundschwingen heraus beide Hände zunächst Richtung Boden drücken, wobei die Handflächen zum Minitramp und die Finger vom Körper wegzeigen.

Nun wird im Wechsel ein Arm unter Spannung über den Kopf geführt, um so eine diagonale Spannung im Rumpfbereich aufzubauen.

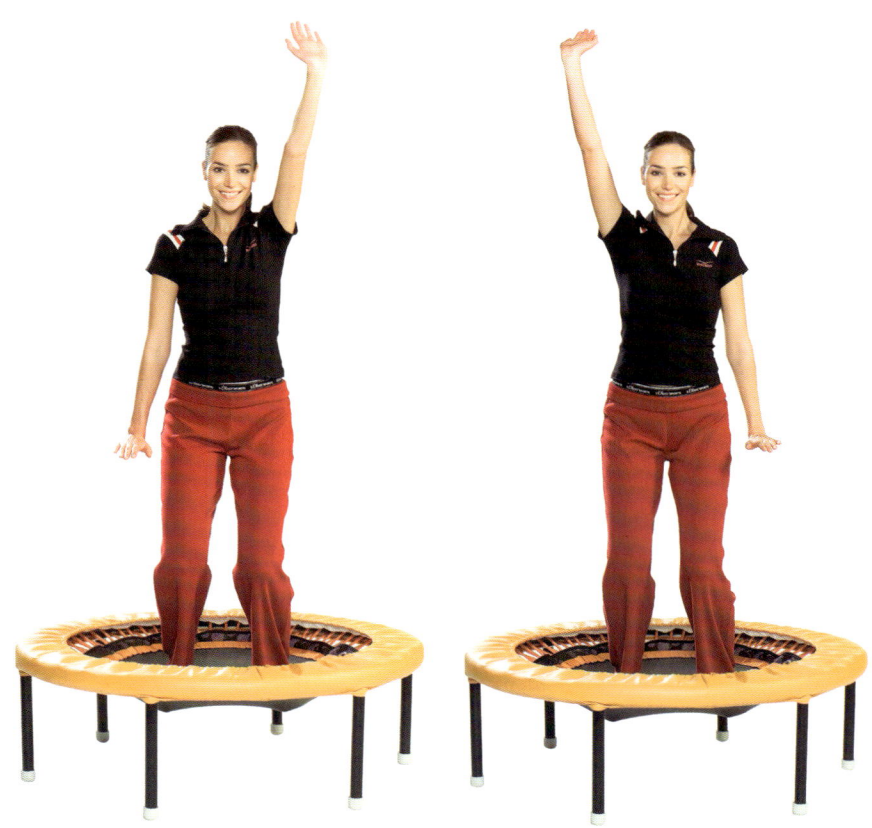

Foto 16: Spannungsschwingen

9   SCHWINGEN IM SITZEN

Auch ein Schwingen im Sitzen ist möglich. Es kräftigt vor allem die Bauch- und Rücken-muskulatur und wirkt zugleich auch sehr entspannend. Dazu setzt man sich einfach auf sein Minitrampolin und stellt beide Füße auf den Boden.

Nun halten Sie einfach die Arme neben dem Körper und versuchen, den Schwin-gungsimpuls durch Heben und Senken der Arme auf den Körper zu übertragen. Je elastischer die Sprungmatte ist, desto leichter lässt es sich schwingen. Wer sehr beweglich ist und keinerlei Probleme mit seinen Knien hat, der kann auch im Schnei-dersitz schwingen. Dazu die Arme leicht angewinkelt neben dem Körper halten oder im Wechsel über dem Kopf strecken.

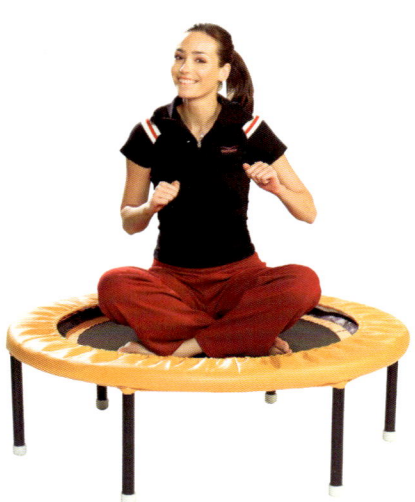

Foto 18: Schwingen im Sitzen (Schneidersitz)

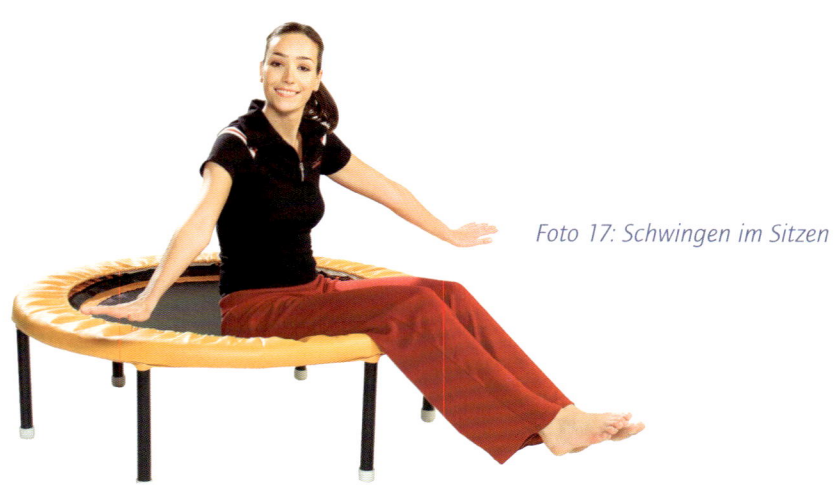

Foto 17: Schwingen im Sitzen

10 SCHWINGEN IM KNIEN

Aus dem Kniestand mit schulterbreitem Abstand locker schwingen und dabei im Wechsel auf die Fersen setzen und wieder in den Kniestand aufrichten. Die Arme hängen dabei locker neben dem Körper oder werden im Wechsel nach oben geschwungen. Diese Übung kräftigt vor allem die Bauch- und Oberschenkelmuskulatur. Um auch die schräge Bauchmuskulatur zu kräftigen, empfiehlt sich der schräge Kniestand, bei dem man sich im Wechsel links und rechts neben die Füße setzt. Bei Kniebeschwerden sollte das Schwingen im Kniestand unterlassen werden.

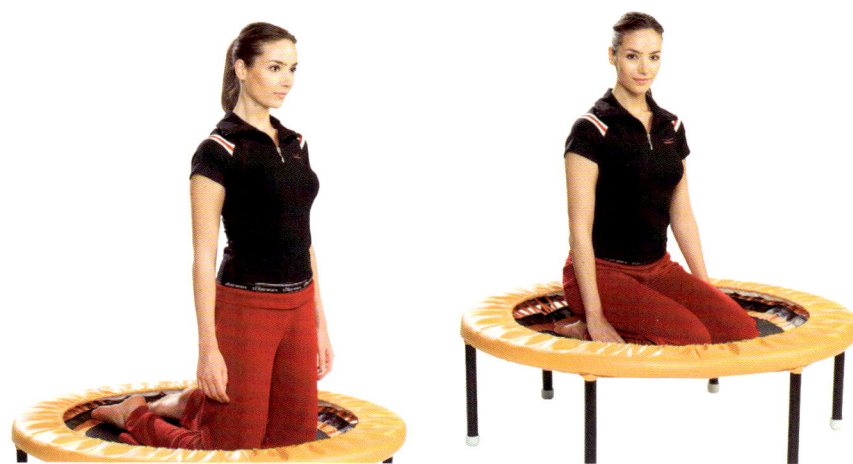

Foto 19: Schwingen im Knien (gerader Kniestand)

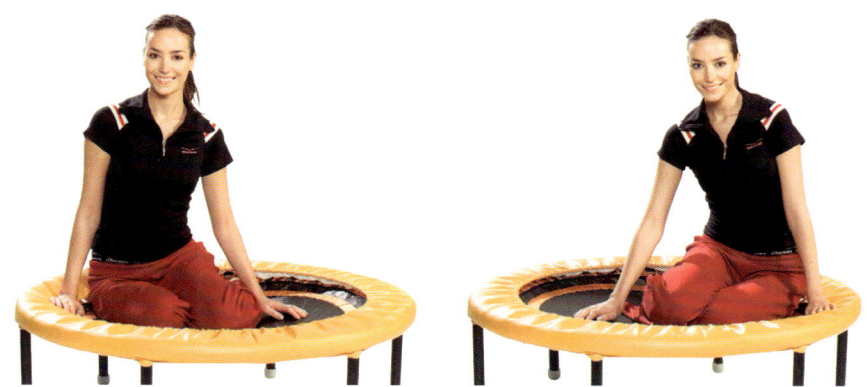

Foto 20: Schwingen im Knien (schräger Kniestand)

11 SCHWINGEN IM LIEGEN

Dazu legen Sie sich einfach auf Ihr Minitrampolin, am besten mit einem Kissen unter dem Kopf. Stellen Sie nun Ihre Füße auf den Boden. Leichtes Schwingen mit geschlossenen Augen wirkt belebend und entspannend zugleich. Ein Anheben und Ablegen des Beckens kräftigt vor allem unsere rückseitige Oberschenkelmuskulatur.

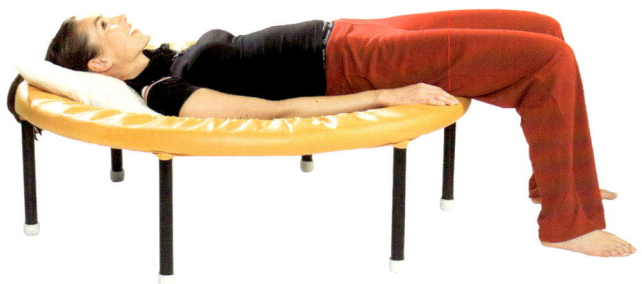

Foto 21: Schwingen im Liegen (Füße mit Bodenkontakt)

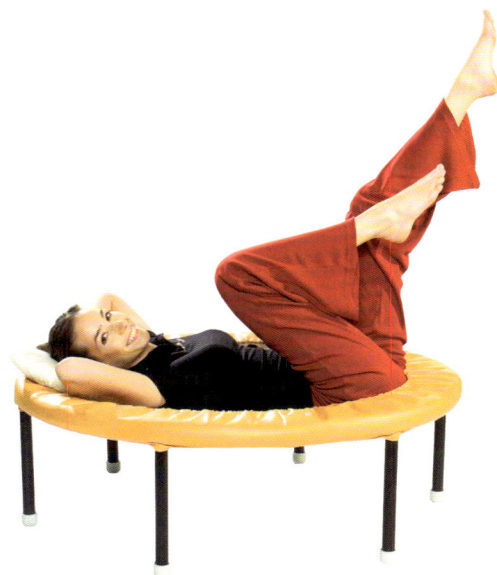

Foto 22: Schwingen im Liegen (mit Streck- und Beugeübungen der Beine)

12 BALLKREISEN

Das Ballkreisen ist eine Übung, die insbesondere die koordinativen Fähigkeiten fördert. Dazu nehmen Sie einen Ball und kreisen diesen während des Schwingens mal links- und mal rechtsherum um Ihren Körper. Weitere Übungen mit dem Ball sind z. B.:

/ Übergabe von einer zur anderen Hand vor dem Körper.

/ Wurf von einer zur anderen Hand vor dem Körper.

/ Ballachterkreisen: Mit geradem Rücken leicht in die Hocke gehen und den Ball im Wechsel um den rechten und linken Oberschenkel kreisen.

/ Spiel mit der Wand: An die Wand werfen und wieder auffangen.

/ Partnerübung: Während des Schwingens wird der Ball zugeworfen (auch mit zwei Minitrampolinen möglich).

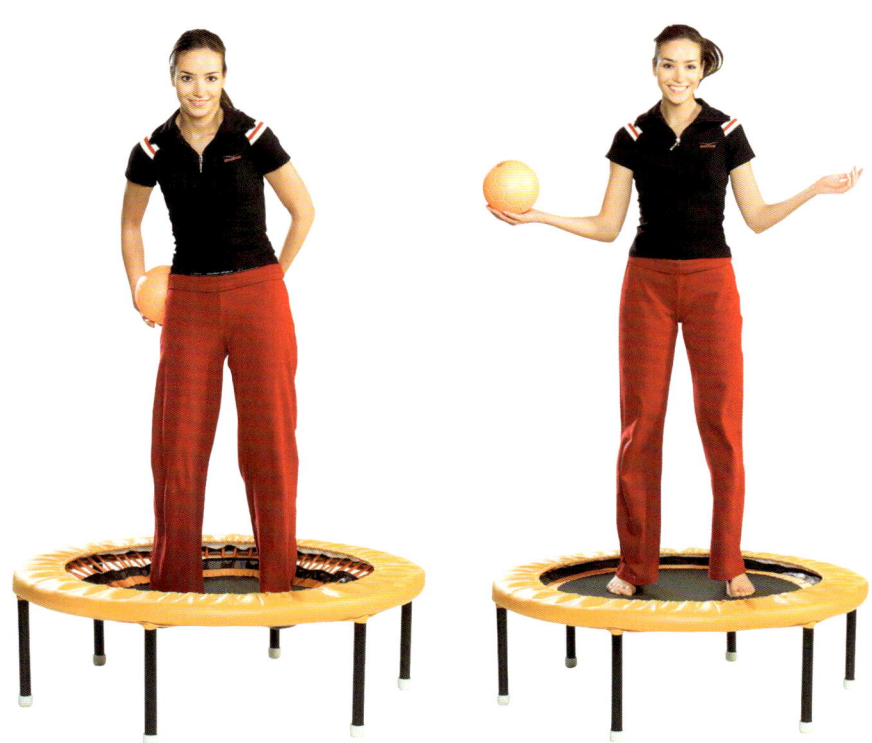

Foto 23: Ballkreisen

13 EINEN BALL DURCHGEBEN

Sie schwingen dabei auf einem Bein und übergeben den Ball unter dem angehobenen Oberschenkel hindurch. Schwingen Sie während der gesamten Übung, achten Sie auf eine rückengerechte Haltung und wechseln Sie frühzeitig Ihr Standbein.

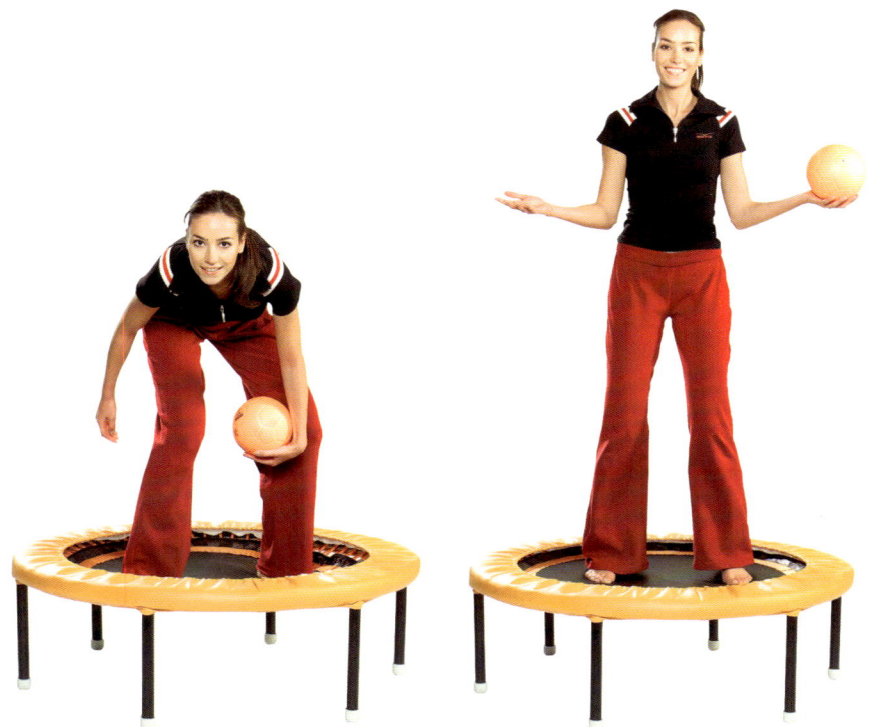

Foto 24: Einen Ball durchgeben

14 AUSSCHWINGEN

Bevor man sein Training beendet bzw. mit der Dehnungsphase beginnt, sollte man 1-2 Minuten locker ausschwingen. Dabei mit leicht gebeugten Knien und aufrechter Haltung ganz bewusst durch ein leichtes Strecken und Beugen der Fuß- und Kniegelenke das Schwingen einleiten. Während des Ausschwingens verringert sich die Bewegungs-amplitude immer mehr.

5.3 WALKEN

„Gehen ist die beste Medizin." Diese Erkenntnis ist nicht neu, denn das Zitat stammt vom griechischen Arzt und Philosophen Hippokrates, der schon vor 2.400 Jahren in der Antike seine Mitmenschen beeindruckte. Dabei ist das Walken auf dem Minitramp doppelt gut, da sich so die Vorteile eines sportlichen Ausdauertrainings mit den vielfältigen positiven Effekten des Minitramps auf den menschlichen Körper in nahezu idealer Art und Weise verbinden lassen.

Schwungvolles Gehen ist im Prinzip die natürlichste Art der Fortbewegung des Menschen. Doch hohe Absätze, feste, unflexible Sohlen und ein harter Untergrund, wie Asphalt und Beton, haben den geschmeidigen Gang unserer Vorfahren in Vergessenheit geraten lassen. Heute besitzen bereits die meisten Vorschulkinder ein falsches Gangbild und nur noch wenige weisen ein gesundes und natürliches Fußgewölbe auf.

Von uns Erwachsenen wissen die Wenigsten, auf welchen Füßen sie eigentlich laufen. Dabei sollte man vor dem Schuhkauf unbedingt seinen Fußtyp feststellen. Erst dann kann man sich für das richtige Modell entscheiden, denn Laufverhalten und Fußtyp bedingen sich in der Regel gegenseitig. So benötigen Personen mit unterschiedlichen Fußtypen, Normal-, Senkspreiz- oder Hohlfuß, auch verschiedene Schuhkonstruktionen.

WAS SIE WISSEN SOLLTEN!

Haben Sie einen Normal-, Senkspreiz- oder Hohlfuß? Dies festzustellen, ist ganz einfach: Mithilfe des sogenannten Löschblatttests bestimmen Sie Ihren Fußtyp. Dazu stellen Sie sich mit einem nassen Fuß auf einen wassersaugenden Untergrund, z. B. ein Löschblatt, der einen Fußabdruck zulässt. Vergleichen Sie Ihren Abdruck mit den Illustrationen der verschiedenen Fußtypen.

NORMALFUSS

Normale Füße verfügen über ein gut ausgebildetes Fußgewölbe. Der Fußabdruck macht den Vor-, Mittel- und Rückfußbereich sichtbar, wobei die Innenseite des Mittelfußes ausgespart ist. Der Normalfüßler berührt beim Walken zuerst mit der Außenseite der Ferse den Boden. Dann knickt er etwas nach innen ein (natürliche Pronation), um den Aufprall des Fußes in der Stützphase aufzufangen.

Empfohlene Schuhkategorie: Schuhe, die eine ausreichende Stabilität bieten.

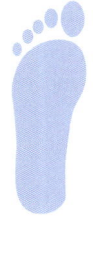

SENKSPREIZFUSS

Ein Senkspreizfuß weist ein niedriges Fußgewölbe auf und hinterlässt deshalb auch einen vollen Fußabdruck, weil das Längsgewölbe nicht ausreichend entwickelt ist. Der Abdruck ähnelt dem Abdruck einer Schuhsohle. Ursachen sind in den meisten Fällen eine Überbeanspruchung durch eine X-Beinstellung oder durch Übergewicht. Senkspreizfüßler knicken nach der Landephase stark nach innen ab (Überpronation). Das führt bei falscher Schuhwahl oftmals zu Verletzungen. Lässt sich eine Fehlstellung nicht ausreichend durch Schuhe korrigieren, dann sind orthopädische Einlagen zu empfehlen.

Empfohlene Schuhkategorie: Schuhe mit fester Zwischensohle und Pronationsstütze.

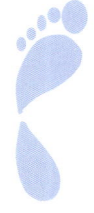

HOHLFUSS

Beim Hohlfuß ist das Fußgewölbe, im Gegensatz zum Senkspreizfuß, zu stark ausgeprägt. Der Hohlfüßler hinterlässt nur im Vor- und Rückfußbereich einen deutlichen Abdruck. Er knickt nach dem Aufsetzen mehr oder weniger stark nach außen ab (Supination), d. h., ihm fehlt die natürliche Pronation, das leichte Nachinnenknicken des Fußes und damit der natürliche Aufprallschutz. Seine Schuhe sind auf der Außenseite abgelaufen.

Empfohlene Schuhkategorie: Schuhe mit guten Dämpfungseigenschaften und großer Flexibilität.

1   GRUNDÜBUNG WALKEN

Die Technik des Walkens auf einem Minitramp unterscheidet sich vom normalen Walking dahingehend, dass aufgrund der wegfallenden Vorwärtsbewegung auch kein Abrollen von der Ferse über den Fuß erfolgt. Zu den wesentlichen Bewegungsmerkmalen des Walkings auf dem Minitramp zählen:

∕   Aufrechtes, nicht verkrampftes und bewusstes Gehen.

∕   Die Arme ca. 90° anwinkeln und seitlich mitschwingen.

∕   Verstärkter Armeinsatz.

∕   Die Hände bleiben locker oder sind zu einer Faust geschlossen.

∕   Die Arme schwingen gegengleich locker vor und zurück (rechtes Bein, linker Arm).

∕   Der Oberkörper bleibt möglichst ruhig.

∕   Die Schultern locker hängen lassen.

∕   Im rhythmischen Wechsel die Fersen leicht anheben (nicht den Fußballen durchdrücken).

∕   Mit einem Fuß immer Bodenkontakt halten.

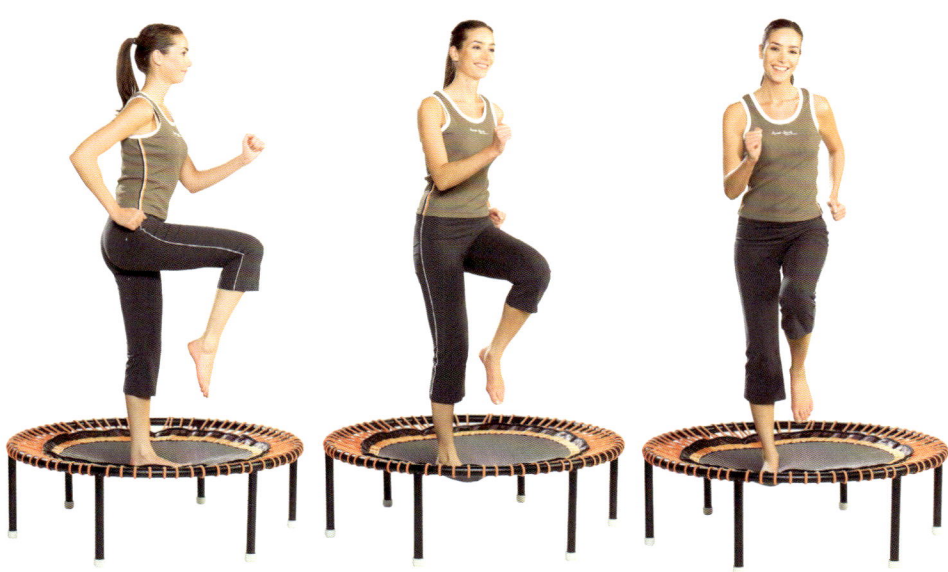

Foto 25: Grundübung Walken

2 WALKEN MIT KLEINHANTELN

Wer seine Oberkörper-, Schulter- und Armmuskulatur beim Walken auf dem Minitrampolin zusätzlich kräftigen möchte, der nimmt ein Paar Kleinhanteln oder Handgelenkmanschetten (ca. 1 kg) zu Hilfe.

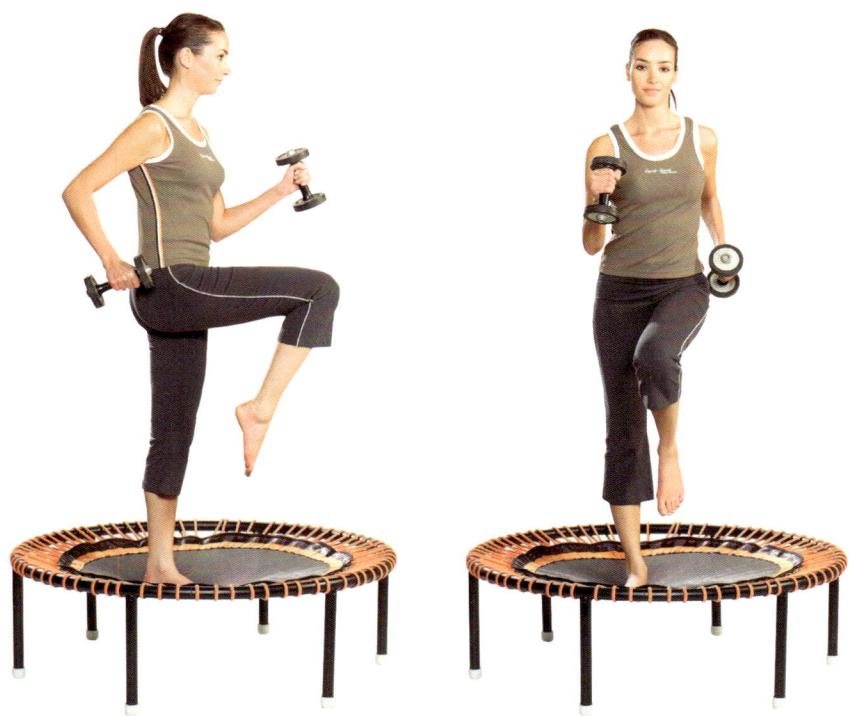

Foto 26: Walken mit Kleinhanteln

3 SCHWINGENDES WALKEN MIT DOPPELTEM ABDRUCK

Beim schwingenden Walken mit doppeltem Abdruck wird der Walkingeffekt verstärkt, indem auf jedem Bein ein doppelter Abdruck ausgeführt wird. Kräftigung der Beinmuskulatur, Dehnung der Wadenmuskulatur, Aktivierung der Venenpumpe und Rhythmusschulung sind die wichtigsten Effekte dieser Übung.

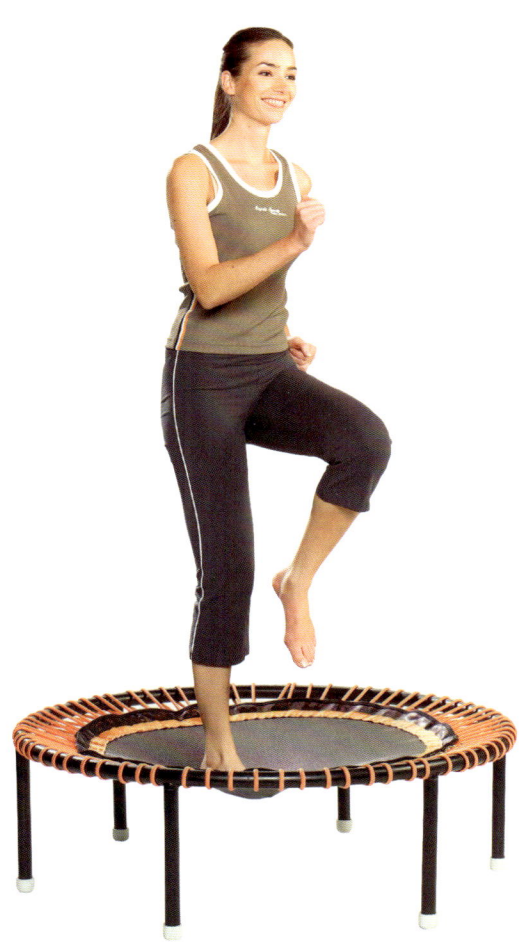

Foto 27: Schwingendes Walken mit doppeltem Abdruck

5.4 LAUFEN

Laufen ist für den Menschen die wohl ursprünglichste Bewegungsform und nach wie vor die populärste Ausdauersportart. Als optimales Herz-Kreislauf- und Fatburningtraining besitzt das Laufen einige ganz spezifische Vorteile, welche sich in Kombination auf dem Minitramp noch verstärken. Dazu zählen ein hoher Kalorienverbrauch und eine schnelle und leichte Erlernbarkeit. Laufen auf dem Minitramp ist im Prinzip technisch nicht besonders schwer. Trotzdem tauchen zu Beginn bei einigen Läufern Fehler auf. Während Kinder von Natur aus richtig laufen, haben viele Erwachsene den Bewegungsrhythmus des Laufens verlernt. So laufen die meisten Anfänger noch recht verkrampft, was unnötig Kraft und Energie kostet.

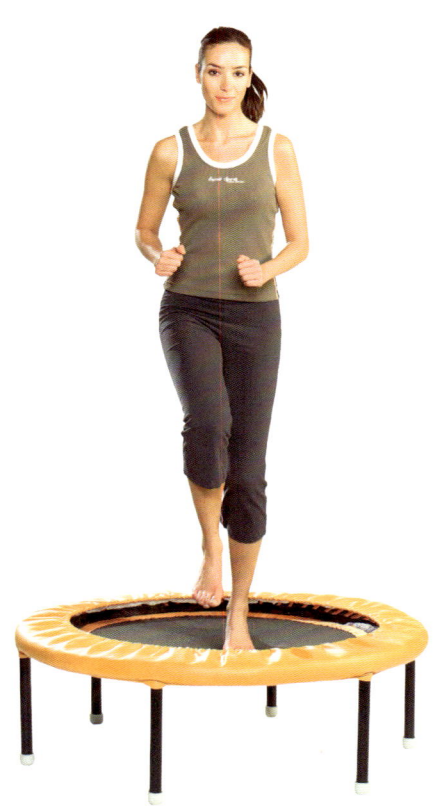

1 GRUNDÜBUNG LAUFEN

Ein ökonomischer und möglichst schonender Laufstil auf dem Minitramp zeichnet sich durch die folgenden Bewegungsmerkmale aus:

/ Aufrechter und nicht nach vorne geneigter Oberkörper.

/ Der Kopf ist leicht nach oben genommen und die Augen schauen geradeaus.

/ Die Schultern sind locker, entspannt und ruhig (keine Pendelbewegung).

/ Die Arme schwingen locker und parallel zum Körper.

/ Die Ellbogen werden im rechten Winkel gehalten.

/ Die Hände bleiben locker.

/ Sanftes Abrollen vom Vorfuß zur Ferse.

/ Die Knie bleiben leicht gebeugt.

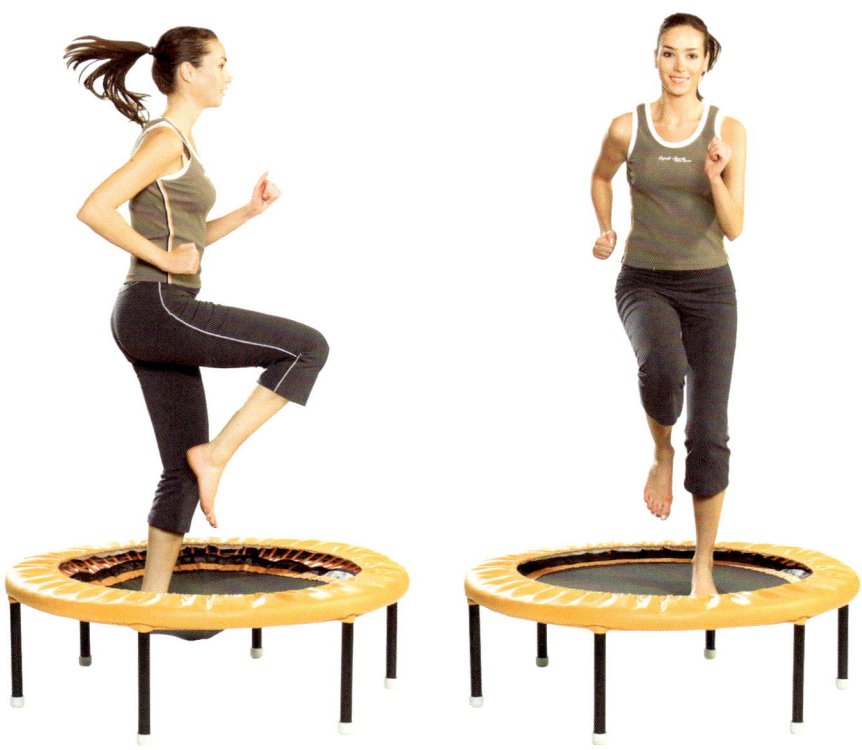

Foto 28: Grundübung Laufen

2 ANFERSEN

Beim Laufen mit Anfersen das Gewicht leicht nach vorne verlagern, d. h., eine leichte Vorlage einnehmen. Nun die Fersen im Wechsel bis zum Gesäß hochschlagen, ohne dass der Oberschenkel seine senkrechte Position in Richtung Boden verlässt.

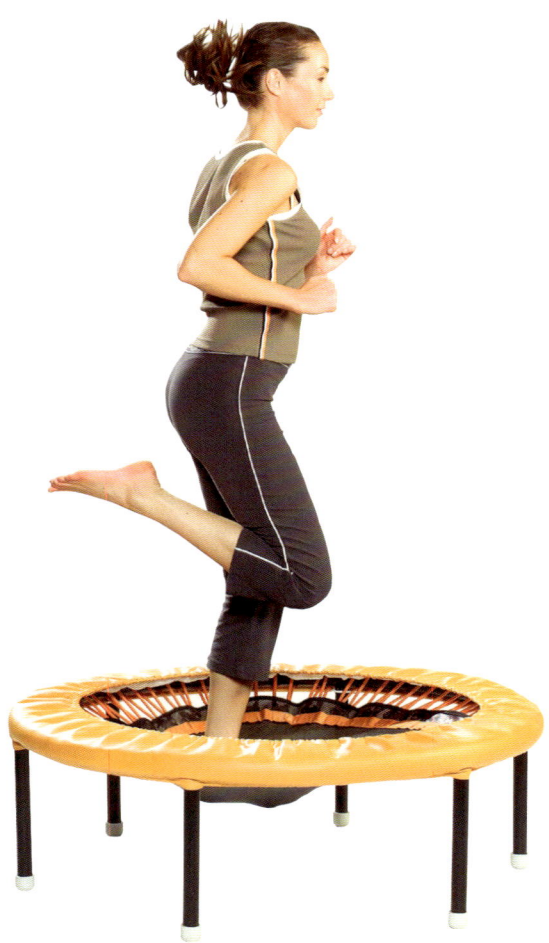

Foto 29: Anfersen

3   KNIEHEBELAUF

Der Kniehebelauf bietet die Möglichkeit, das Herz-Kreislauf-System und den Energie-stoffwechsel nachhaltig zu belasten. Wie der Name schon sagt, werden bei dieser Übung die Knie im Wechsel bis in Hüfthöhe angehoben. Diese Bewegung kann nor-malerweise mit einer deutlich höheren Schrittfrequenz als beim normalen Laufen aus-geführt werden. Die Armbewegung verändert sich dahingehend, dass die Arme etwas weiter nach oben durchgeschwungen und schneller bewegt werden. Kniehebeläufe, sogenannte **Skippings** auf dem Minitramp, beinhalten ein sehr intensives Herz-Kreis-lauf-Training. Überfordern Sie sich also nicht und beginnen Sie mit kürzeren Intervallen.

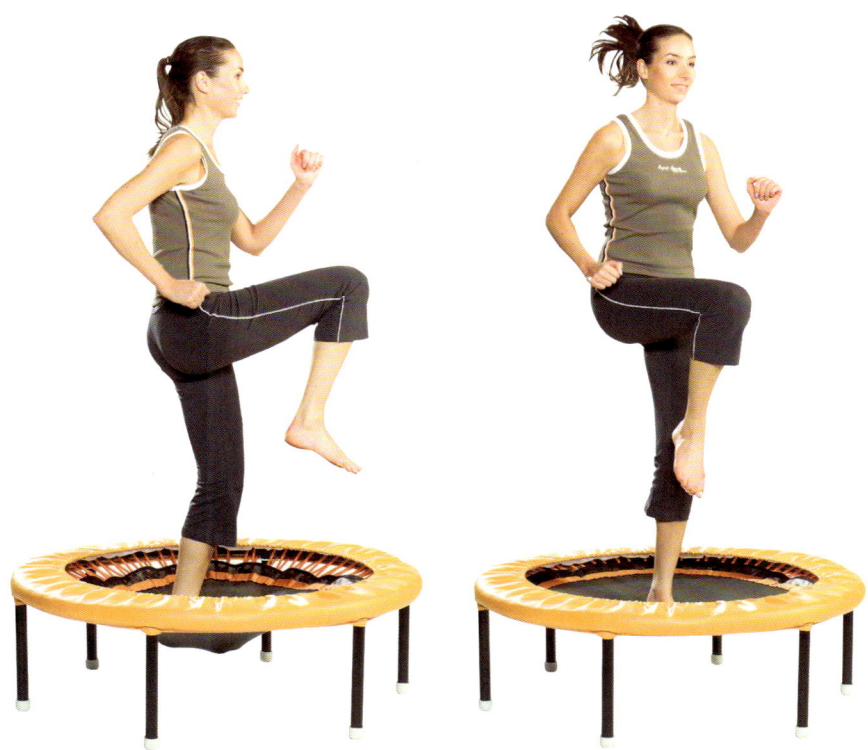

Foto 30: Kniehebelauf

4 LAUFEN MIT ÜBERKREUZBEWEGUNGEN

Überkreuzbewegungen, sogenannte Cross Crawl-Übungen, wirken koordinativ, vor allem in Bezug auf Gleichgewichts- und Rhythmusgefühl, und sind besonders anspruchsvoll. Sie trainieren zudem die Beweglichkeit und die schräge Bauchmuskulatur. Beim Laufen mit Überkreuzbewegungen werden Arme und Beine gegengleich bewegt. Dabei im Laufen, je nach Fitness und Beweglichkeit des Einzelnen, die Hand zur gegenüberliegenden Hüfte, zum Knie, zur Wade oder zum Fuß führen. Der andere Arm wird zeitgleich schwunghaft nach oben geführt. Auch das wechselseitige Führen des Ellbogens zum gegenüberliegenden Knie ist eine effektive Übung. Besonders schwer ist eine Cross Crawl-Übung, bei der die Arme im Wechsel hinter den Körper geschwungen werden und mit der Hand den gegenüberliegenden Fuß berühren.

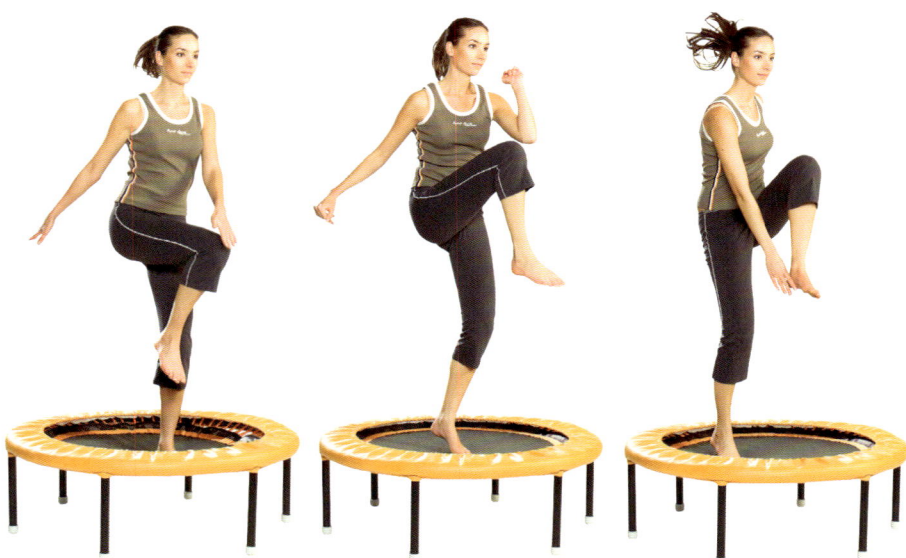

Foto 31: Laufen mit Überkreuzbewegungen (Hand zum Knie; Ellbogen zum Knie; Hand zum Fuß)

5 LANGLAUF

Langlaufübungen auf dem Minitrampolin stellen ein ideales Vorbereitungstraining auf den nächsten Winter dar. Charakteristisch für den klassischen Skilanglauf ist eine gleitende, gelenkschonende Bewegung, die sich auf dem Minitrampolin optimal imitieren lässt. Der typische, diagonale Bewegungsablauf reicht auch hier von hinten unten (nach hinten geführtes Bein) nach vorne oben (nach oben geschwungener Gegenarm). Der Kopf bildet die Verlängerung der Wirbelsäule und der Blick ist leicht nach vorne unten gerichtet. Die Arme schwingen locker seitlich neben dem Körper und die Wirbelsäule bleibt gestreckt. Langlauf auf dem Minitramp trainiert die Muskulatur der unteren Extremitäten, fördert die Koordination und löst Verspannungen im Schulter- und oberen Rückenbereich.

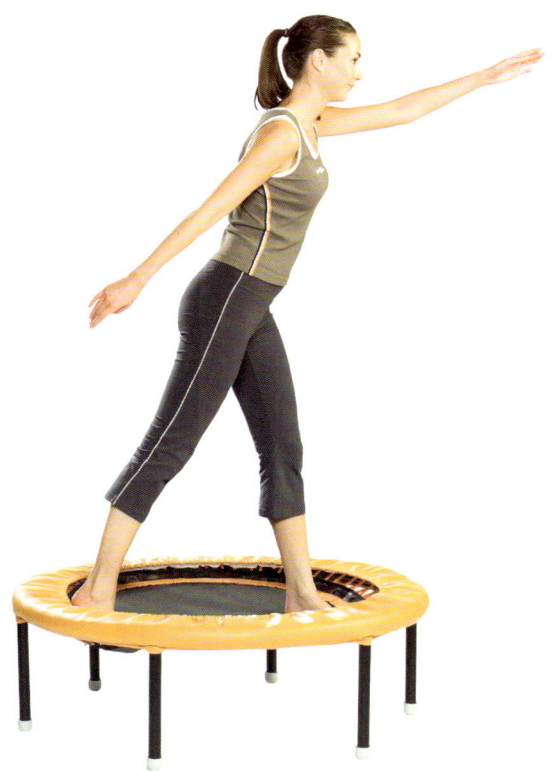

Variation: Kombiniere den Langlaufgleitschritt mit der Armbewegung des Brustschwimmens.

Foto 32: Langlauf

6 HOPSERLAUF

Den Hopserlauf kennen Sie bestimmt noch aus Ihrer Kindheit. Dabei werden die Arme bis zur Waagerechten beim Vor- und Rückschwung eingesetzt, wobei der Winkel im Ellbogengelenk beibehalten wird. Kopf und Rumpf befinden sich in aufrechter Haltung, die Augen schauen geradeaus und mit dem Fuß erfolgt ein kräftiger Abdruck. Beim Schwungbein den Oberschenkel bis zur Waagerechten anheben.

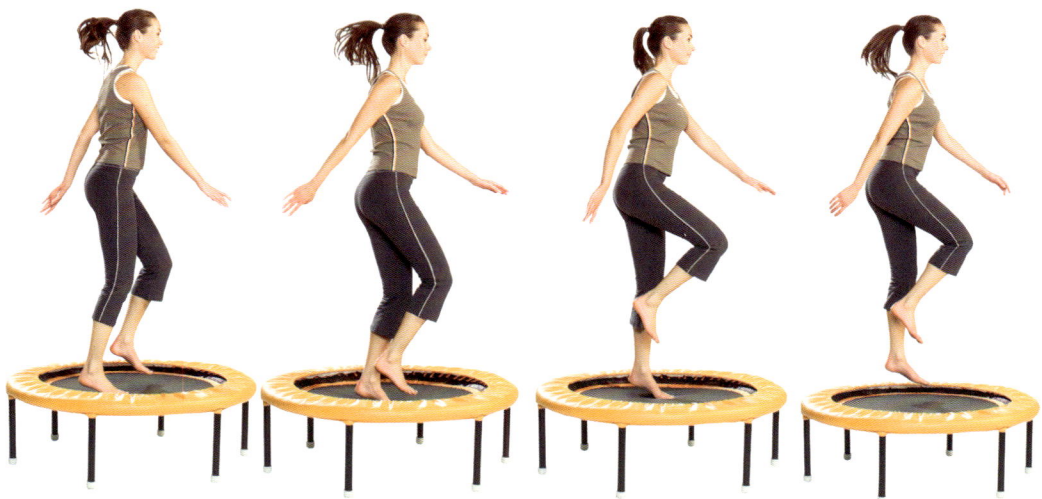

Foto 33: Hopserlauf

5.5 HÜPFEN

Hüpfen auf dem Minitrampolin ist, konditionell gesehen, die anspruchvollste Übung. Achten Sie deshalb gerade beim Hüpfen auf die richtige, gelenkschonende und rückengerechte Grundhaltung und eine gleichmäßige, an den Bewegungsrhythmus angepasste Atmung. Die folgenden Hüpfübungen stellen ein optimales Herz-Kreislauf-, Kraft- und Koordinationstraining dar.

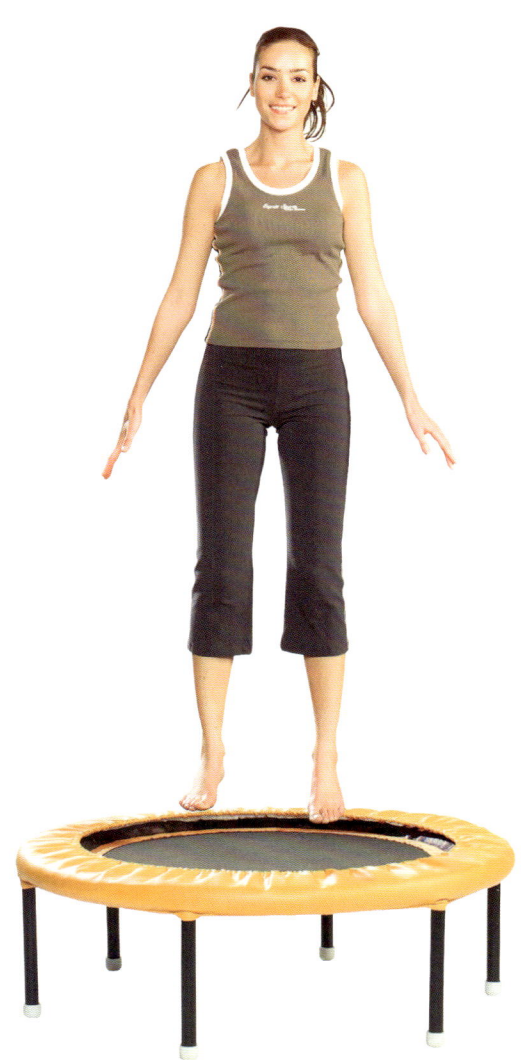

1 EINFACHES HÜPFEN

Beim einfachen Hüpfen versucht man, aus der Grundhaltung heraus zu schwingen und dabei die Intensität so weit zu steigern, bis sich beide Füße von der Sprungmatte lösen. Gleichgewicht, Kraft und Ausdauer werden so auf schonende Art trainiert. Versuchen Sie keinesfalls, maximal hoch zu springen. Je nach Schwungverhalten des Minitrampolins reichen 5-15 cm zu Beginn aus. Lieber also etwas länger hüpfen, aber dafür nicht zu hoch.

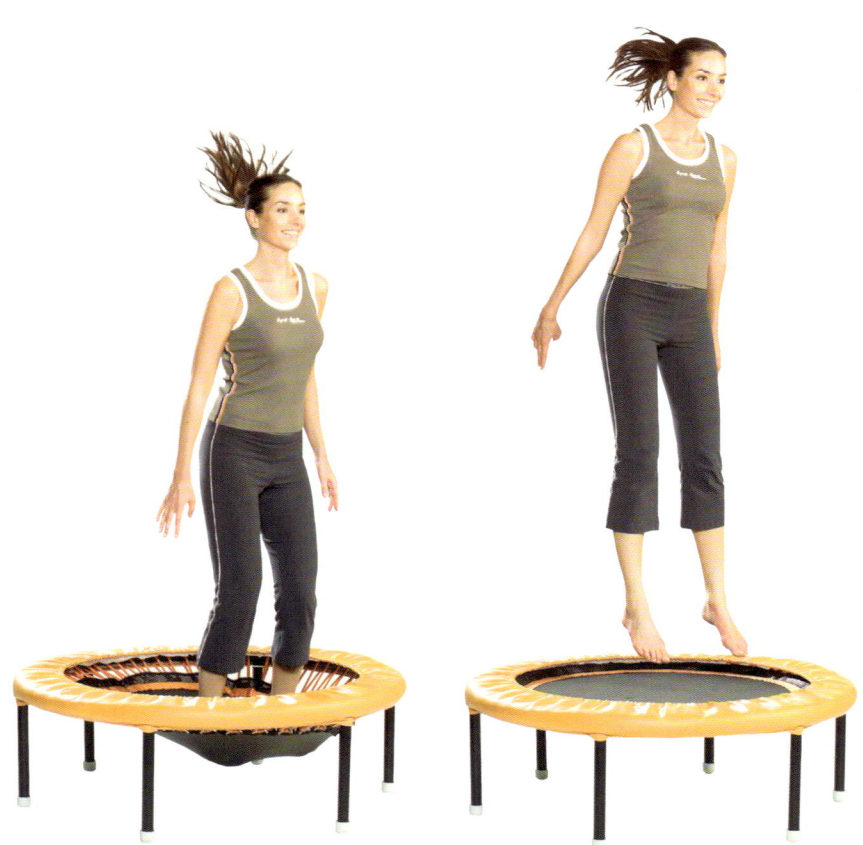

Foto 34: Einfaches Hüpfen

2 TWISTHÜPFEN

Beim Twist bleiben die Füße immer eng zusammen. Die Beine werden dabei in der Luft mal ein wenig nach links und dann wieder ein wenig nach rechts gedreht. Dabei die Hände in die Hüfte stemmen oder die Arme in Vorhalte in Gegenrichtung schwingen.

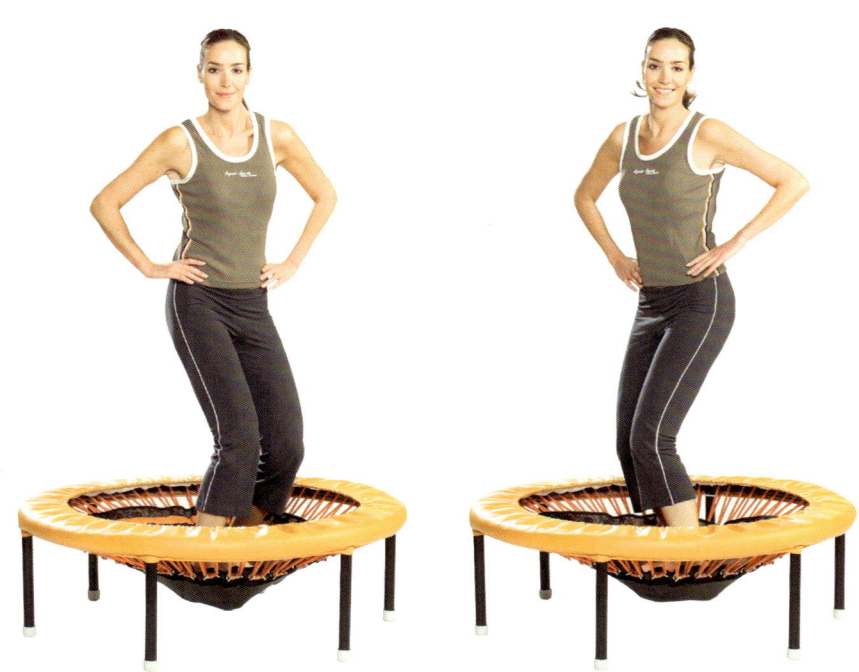

Foto 35: Twisthüpfen

3 HÜPFEN MIT GRÄTSCHSPRUNG

Beim Grätschsprung verändert sich mit jedem Sprung die Fußstellung. Mal sind die Füße eng zusammen, dann wiederum sind sie seitlich versetzt, ca. 0,7 m auseinander. Springen Sie dabei nicht auf die Randabdeckung Ihres Minitrampolins.

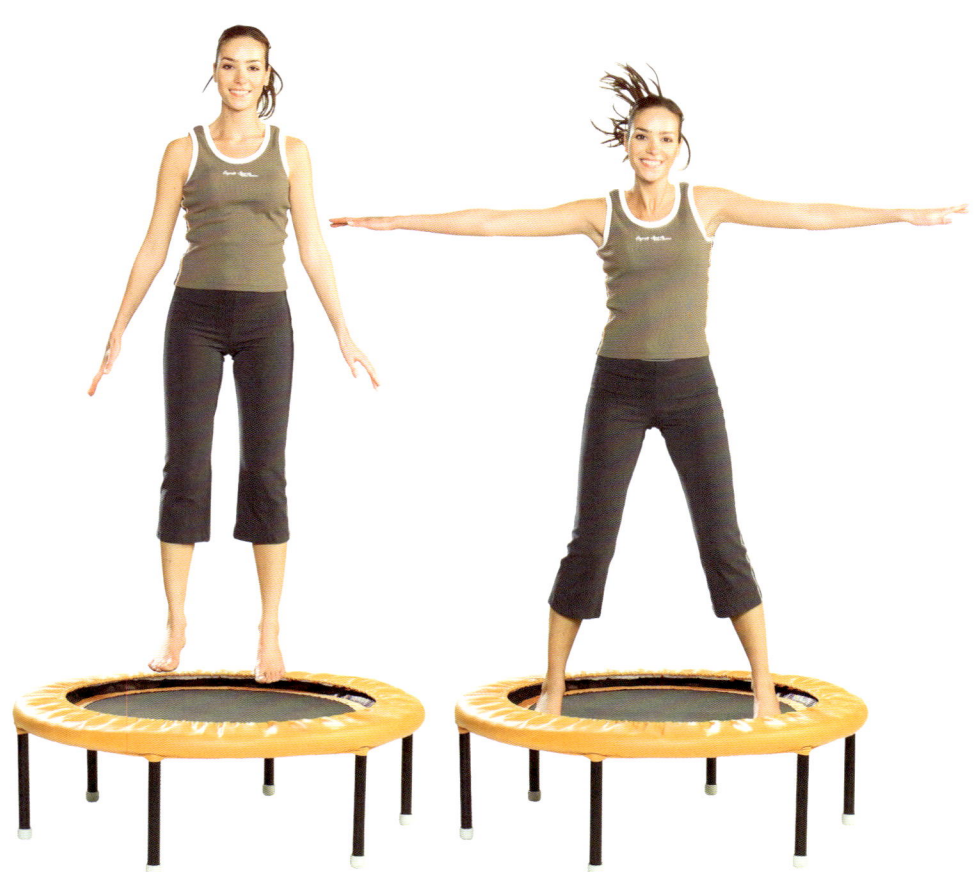

Foto 36: Hüpfen mit Grätschsprung

4   HÜPFEN MIT SCHRITTWECHSEL

Beim Hüpfen mit Schrittwechsel erfolgt aus dem beidbeinigen Abspringen ein Bein-wechsel, in der Luft, d. h., jeweils im Wechsel ist einmal das rechte und einmal das linke Bein vorne. Zur besseren Gleichgewichtskontrolle die Arme gegengleich mitschwingen.

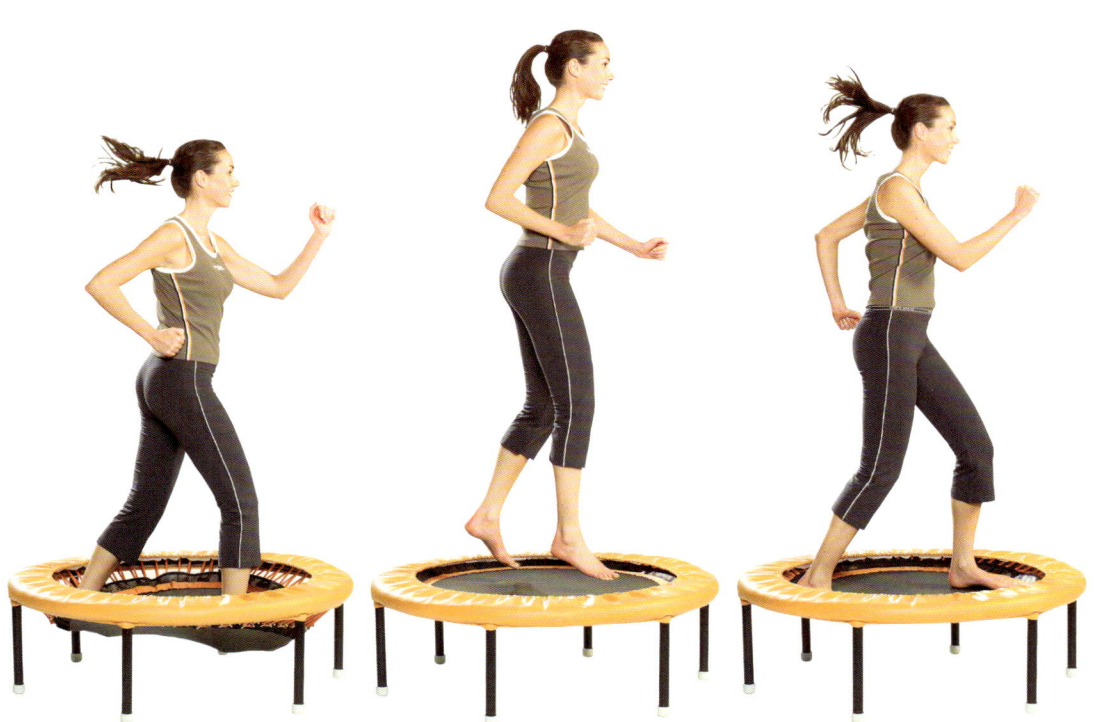

Foto 37: Hüpfen mit Schrittwechsel

5 HÜPFEN MIT FUSSKICK

Beim Hüpfen mit Fußkick jeweils im Wechsel einen Fuß nach dem anderen zur Seite oder nach vorne schwingen. Diese Übung ist recht anstrengend, stärkt besonders die untere Extremitätenmuskulatur und fördert das Gleichgewicht. Achten Sie darauf, immer in der Mitte der Sprungmatte zu bleiben. Beim Hüpfen mit Fußkick nach vorne stellt man sich am besten vor, man würde jeweils bei jeder Kickbewegung einen Ball wegschießen.

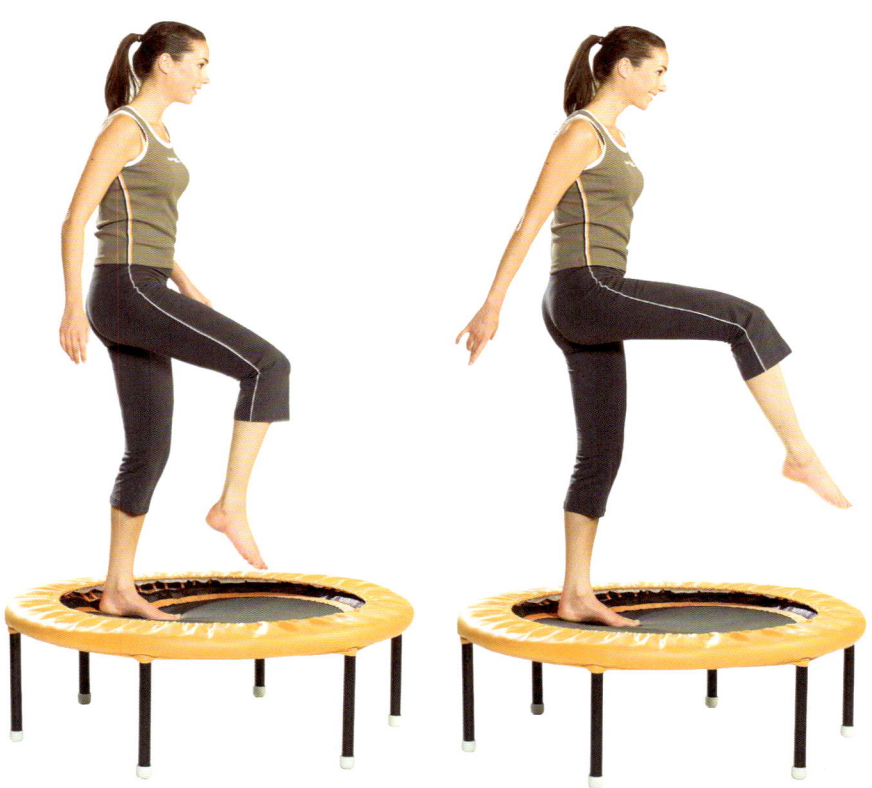

Foto 38: Hüpfen mit Fußkick

6   HAMPELMANN

Der Hampelmann ist im Prinzip ein Grätschsprung, bei dem die Hände in dem Moment über dem Kopf zusammengeschlagen werden, in dem die Beine seitlich abgespreizt werden. Beim Hüpfen zur Mitte schwingen die Arme wieder herunter. Auch bei diesem Sprung muss man darauf achten, nicht auf die Randabdeckung zu springen.

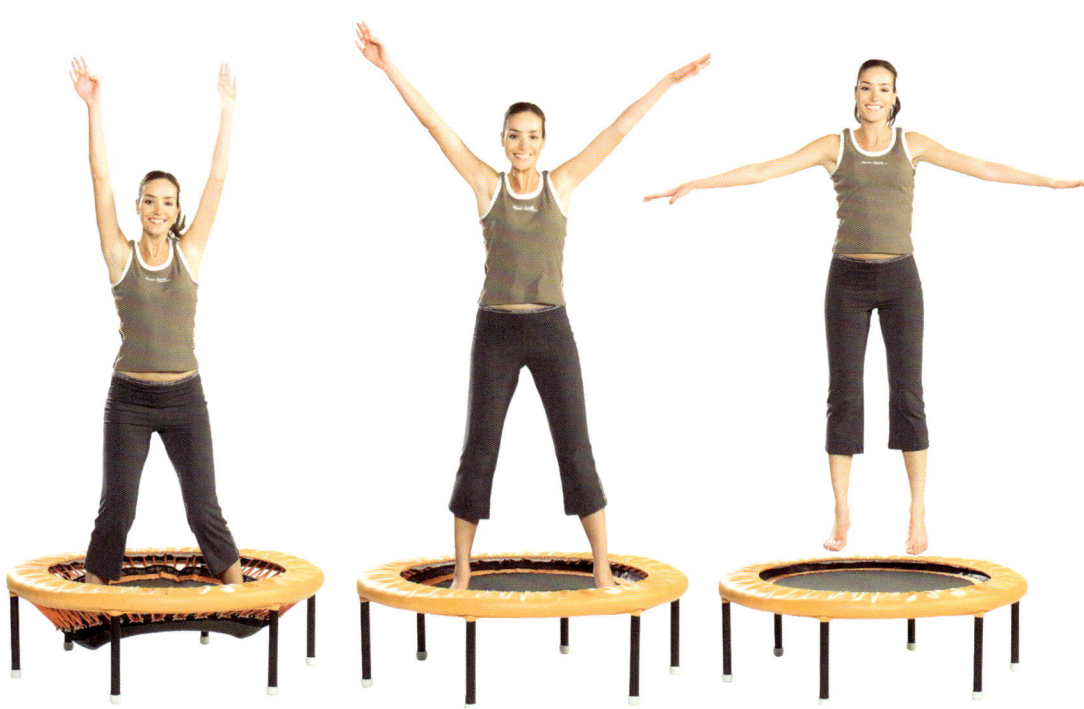

Foto 39: Hampelmann

7 SEITENSPRUNG

Der Seitensprung ist eine typische Übung aus der Skigymnastik, welche auf dem Minitrampolin natürlich noch viel effektiver ist. Dazu geht man aus der Grundstellung ein wenig in die Knie, in Gedanken zwei Skistöcke in der Hand, und hüpft von einem Rand zum anderen. Je tiefer man den Körperschwerpunkt absenkt, desto konditionell belastender wirkt die Übung.

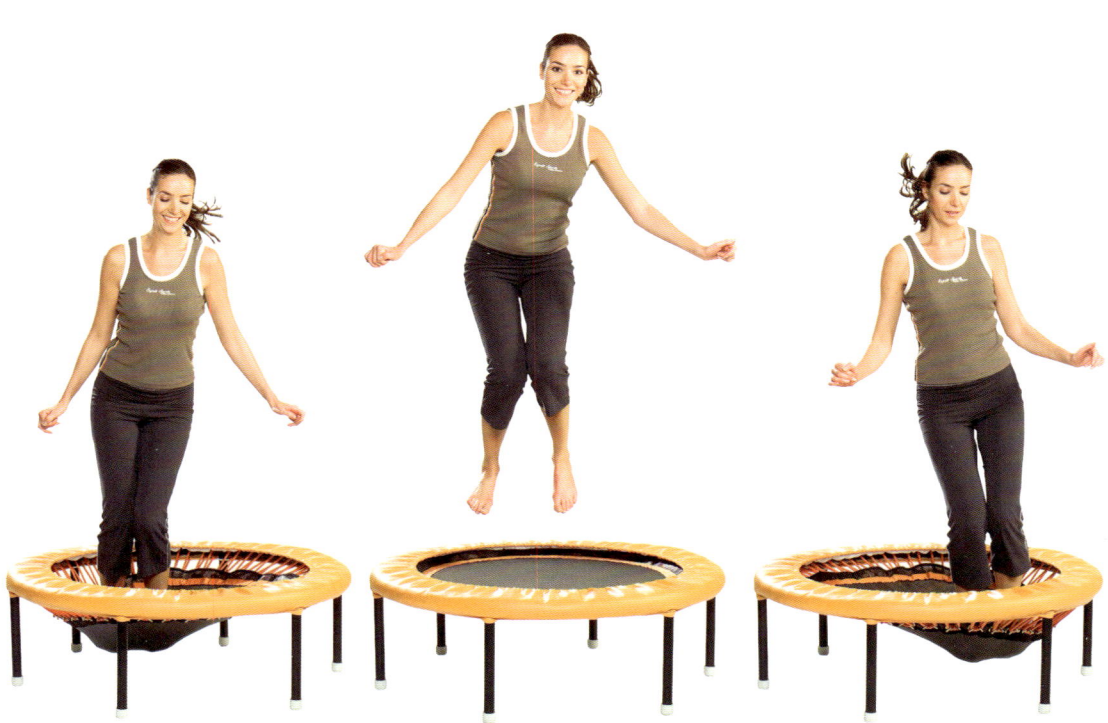

Foto 40: Seitensprung

8 KARUSSELL

Das Springen um die eigene Körperlängsachse ist für viele eine koordinativ anspruchs-volle Übung, aber absolut effektiv. Beginnen Sie mit Drehungen von nur 90°. So können Sie sich steigern:

/ 1 x 90° nach rechts und dann nach links; dann nach links und dann nach rechts.

/ 2 x 90° nach rechts und wieder zurück zur Ausgangsposition; dann zur anderen Seite.

/ Ganze Drehung mit vier 90°-Sprüngen und wieder zurück zur Ausgangsposition; dann zur anderen Seite.

/ Für die Profis: Die Übungen, wie oben beschrieben, nur mit 180°-Sprüngen aus-führen.

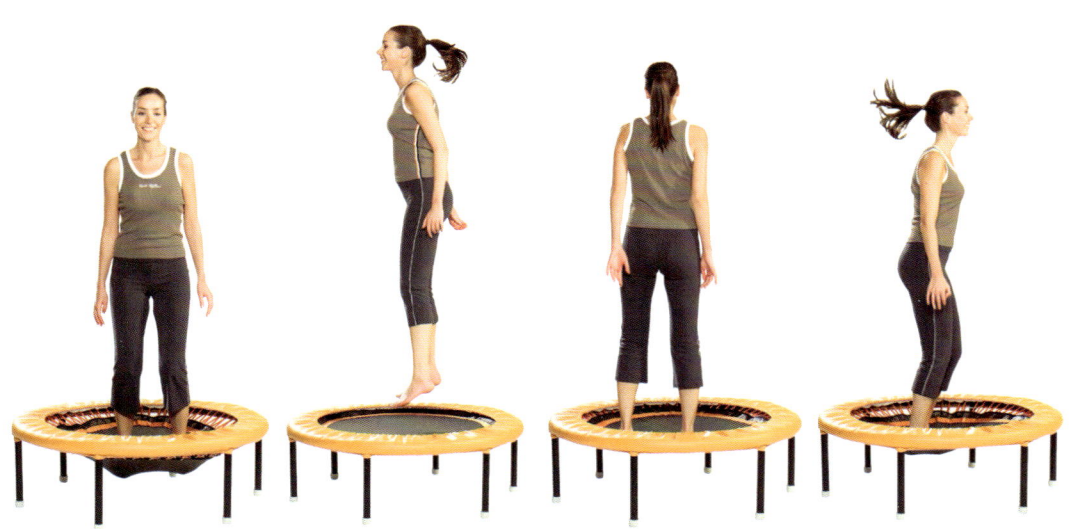

Foto 41: Karussell

9 HÜPFEN MIT FUSSKREUZEN

Aus dem einfachen Hüpfen die Füße im Wechsel überkreuzen, d. h., 1 x den linken vor den rechten Fuß und das nächste Mal den rechten vor den linken Fuß setzen. Dazwischen einen Zwischenhüpfer, bei dem die Füße schulterbreit parallel aufgesetzt werden. Die Arme schwingen seitlich mit. Geübte können die Übung auch ohne Zwischenhüpfer versuchen. Beim Hüpfen mit Doppelkreuzen (Beine und Arme) werden zusätzlich auch die Arme im Wechsel einmal vor und einmal hinter dem Körper gekreuzt.

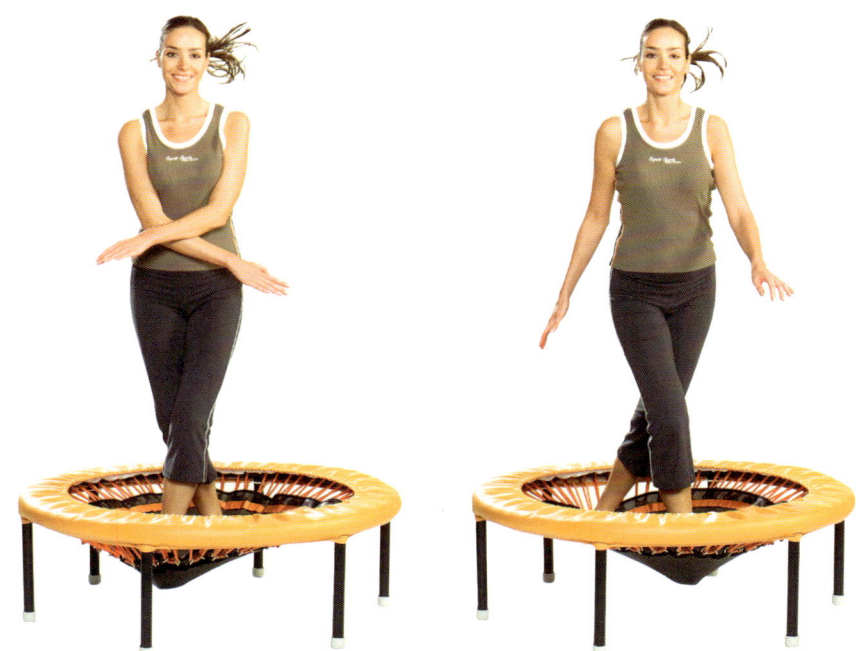

Foto 42: Hüpfen mit Fußkreuzen

PHÄNOMEN TRAMPOLIN

Versuchen Sie, im Anschluss an Ihre Hüpfübungen auf dem Minitrampolin vom normalen, harten Boden wegzuspringen. Sie werden, wenn überhaupt, nur einige Zentimeter an Höhe gewinnen, da der Körper sich auf den labilen, federnden Untergrund eingestellt hat.

5.6   DEHNUNGSÜBUNGEN

Bei Dehnungsübungen sollte man das Minitramp weiterhin mit einbeziehen. Die Dehnung der Muskulatur sollte bei keiner Trainingseinheit fehlen und sollte möglichst beim Warm-up und beim Cool-down durchgeführt werden. Das Dehnen beim Aufwärmen sollte immer nach dem Einschwingen erfolgen, da so die zu dehnende Muskulatur bereits besser durchblutet ist.

Eine wesentliche Funktion des Dehnens liegt in der Verletzungsprophylaxe, d. h., es wird Verletzungen wie Zerrungen vorgebeugt. Dehnen verringert aber nicht nur die Verletzungsgefahr, sondern es führt zum anderen auch dazu, dass man den folgenden Sport flüssiger, harmonischer und mit einer höheren Belastung beginnen kann. Zu den positiven Wirkungen eines regelmäßig durchgeführten Dehnens zählen:

/   Verletzungsprophylaxe.

/   Erhöhte muskuläre Belastbarkeit.

/   Vergrößerung der Muskellänge.

/   Bessere Durchblutung des Muskels.

/   Lösung von Verspannungen.

/   Beschleunigte Regeneration.

/   Verringerte Gelenkbelastung.

/   Ausgleich und Vermeidung muskulärer Dysbalancen.

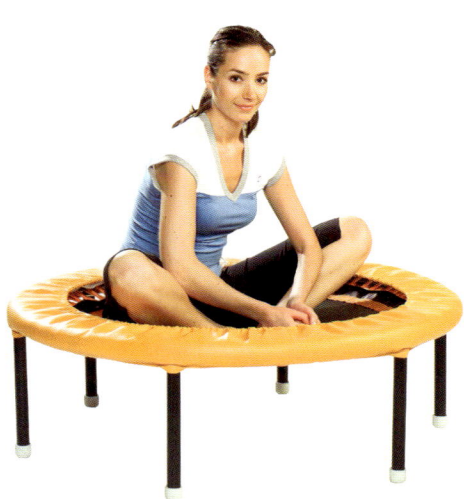

Dehnen Sie den betreffenden Muskel langsam bis zu einem Spannungsgefühl und halten Sie diese Spannung beim Warm-up nach subjektivem Empfinden ca. 10-12 Sekunden lang, bis das Spannungsgefühl im Muskel spürbar abnimmt. In der Phase des Cooldowns fällt die Dehnungsdauer der einzelnen Muskelgruppen mit ca. 20-30 Sekunden deutlich länger aus. Dabei sollten Sie die folgenden Grundsätze beachten:

/ Konzentration auf den zu dehnenden Muskel.

/ Nicht nachfedern, zerren oder wippen.

/ Ruhig weiteratmen.

/ Langsam und kontinuierlich dehnen.

/ Jegliches Schmerzgefühl vermeiden.

/ Die Haltung langsam lösen.

/ Möglichst in einer bestimmten Reihenfolge dehnen (z. B. von oben nach unten).

/ Eventuell zwei Wiederholungen.

1   SEITLICHE HALSMUSKULATUR

Stellen Sie sich in der orthopädisch günstigen Grundhaltung mittig auf Ihr Minitramp. Nun ziehen Sie den Kopf mithilfe der Hand vorsichtig leicht zur Seite. Dabei wird die andere Hand Richtung Boden gedrückt. Die Schulter bei dieser Übung nicht bewegen und den Rücken gerade halten. Ruhig weiteratmen.

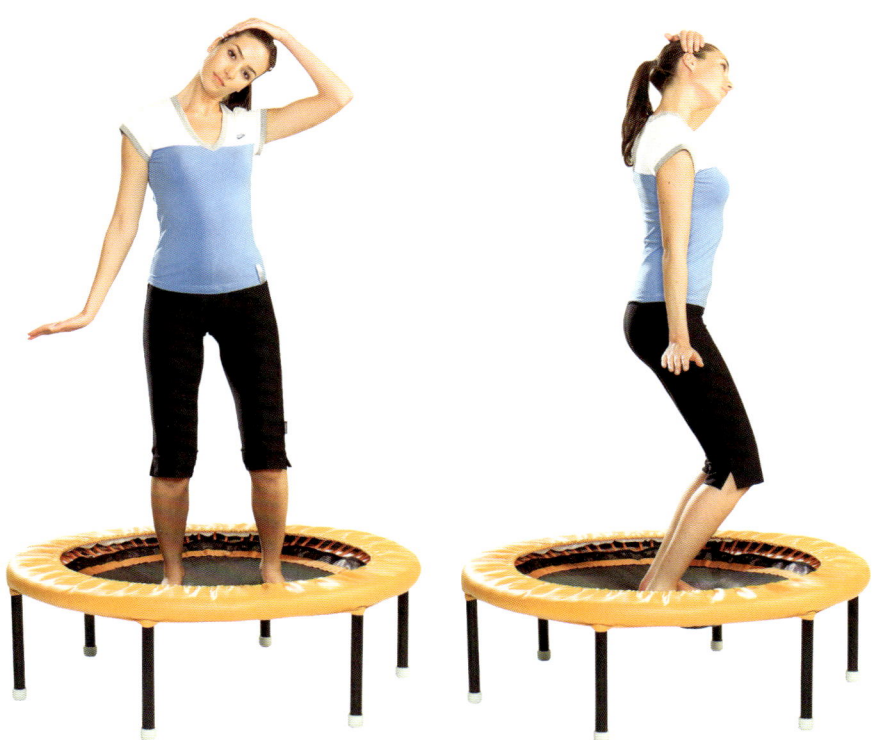

Foto 43: Seitliche Halsmuskulatur

2 HALS-NACKEN-MUSKULATUR

Aus der Grundhaltung heraus, wie bei der ersten Dehnungsübung, verschränken Sie beide Hände am Hinterkopf und drücken den Kopf vorsichtig nach vorne unten, bis eine Dehnung im Hals-Nacken-Bereich spürbar wird. Ruhig weiteratmen.

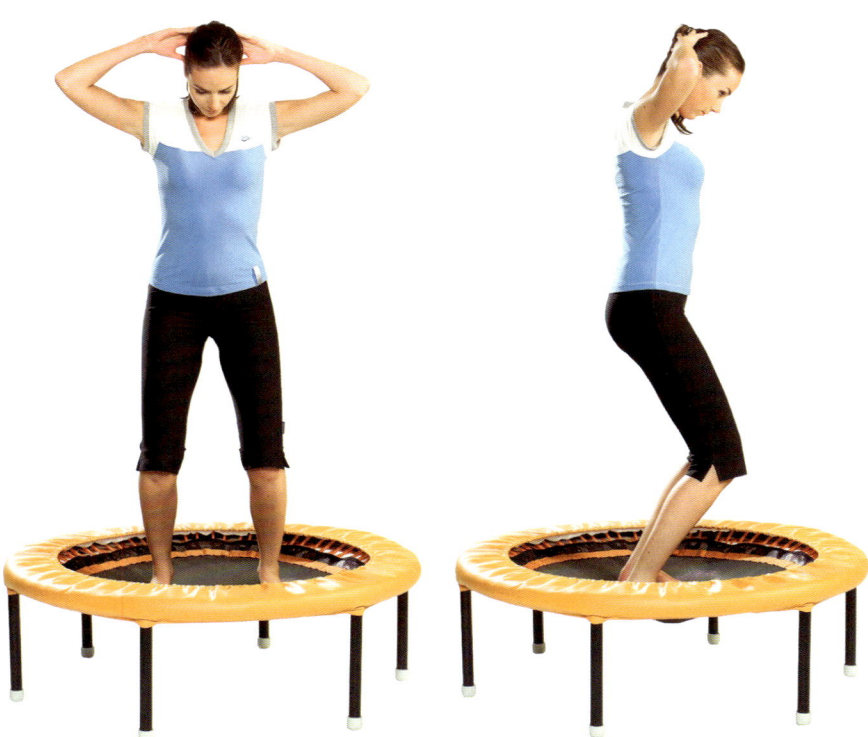

Foto 44: Hals-Nacken-Muskulatur

3 SCHULTERMUSKULATUR UND HINTERE OBERARMMUSKULATUR

Um die hintere Oberarmmuskulatur und die Muskulatur im Schulterbereich zu dehnen, wird ein Arm möglichst weit über den Kopf hinweg bis zwischen die Schulterblätter geführt. Der Ellbogen wird nun von der anderen Hand erfasst und langsam zur anderen Seite gezogen. Eine zu starke Hohlkreuzhaltung sollte bei dieser Übung unbedingt vermieden werden.

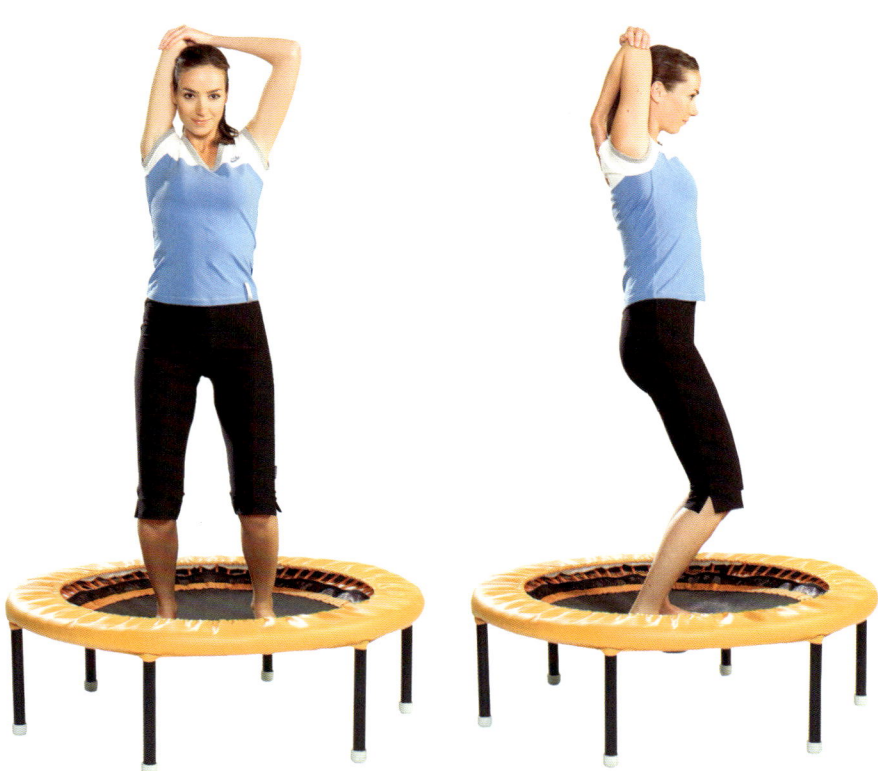

Foto 45: Schultermuskulatur und hintere Oberarmmuskulatur

4 BRUSTMUSKULATUR

Stellen Sie sich dazu neben Ihr Minitramp an eine Wand und lehnen den im Ellbogen gebeugten Arm daran an. Im Anschluss werden der Kopf und die freie Schulter langsam von der Wand weggedreht, während der Ellbogen an der Wand gelassen wird. Zur Verstärkung der Dehnung kann die Schulter etwas nach vorne gebracht werden.

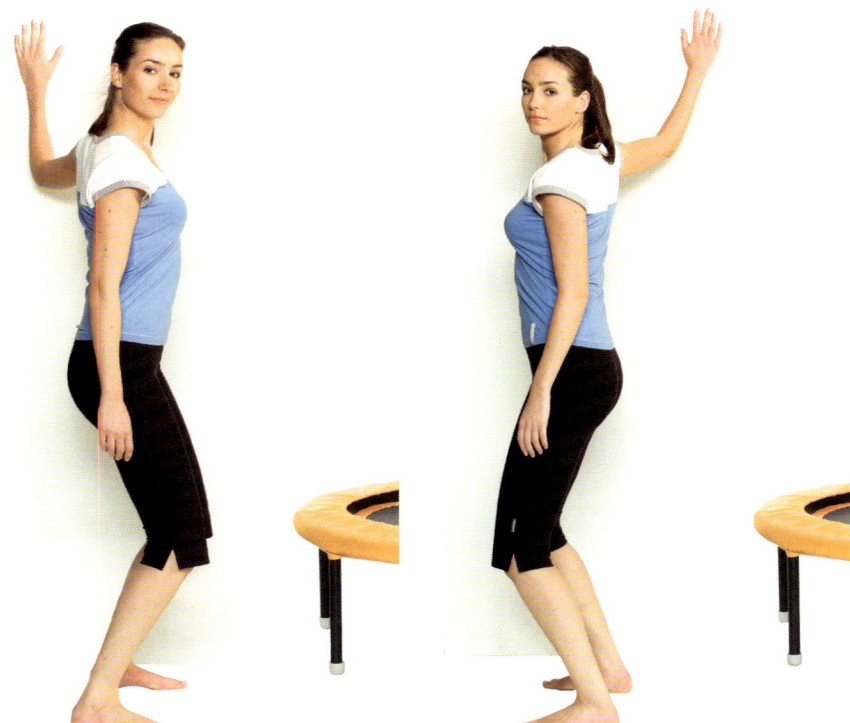

Foto 46: Brustmuskulatur

5 RÜCKENMUSKULATUR

Zur Dehnung der Rückenmuskulatur setzen Sie sich mit leicht gebeugten Knien auf Ihr Minitramp. Nun fassen Sie die Fußaußenseiten, machen einen leichten Rundrücken, indem Sie den Kopf nach vorne neigen, und ziehen diesen Richtung Knie.

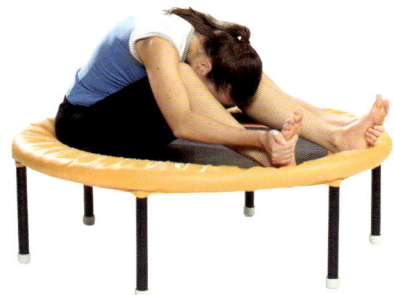

Foto 47: Lange Rückenstrecker

6 SEITLICHE RUMPFMUSKULATUR

Stellen Sie sich im leichten Grätschstand in die Mitte der Sprungmatte. Strecken Sie beide Arme weit nach oben. Um die gesamte linke Rumpfseite zu dehnen, ziehen Sie nun ganz behutsam mit der rechten Hand den linken Arm zur rechten Seite.

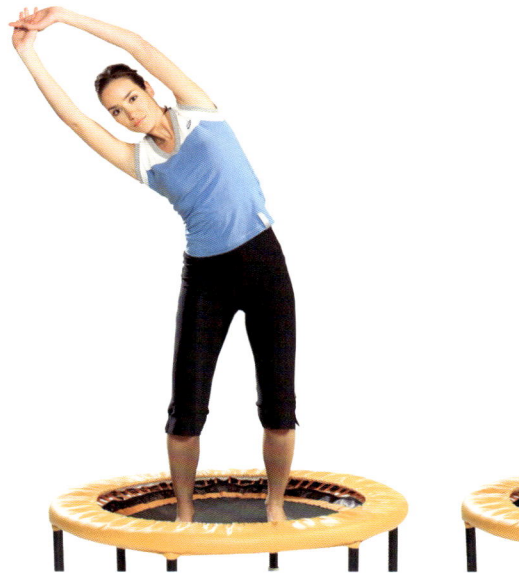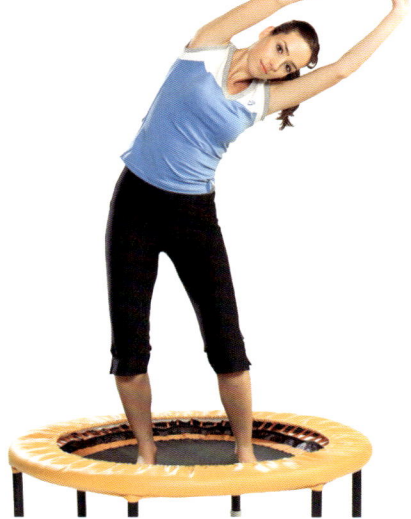

Foto 48: Seitliche Rumpfmuskulatur

7   HÜFTBEUGEMUSKULATUR

Stellen Sie in Schrittstellung Ihren rechten Fuß auf die Randabdeckung Ihres Minitramps. Zum Abstützen legen Sie die Hände auf den Oberschenkel. Der Fuß des gestreckten, linken Beins zeigt nach vorne.

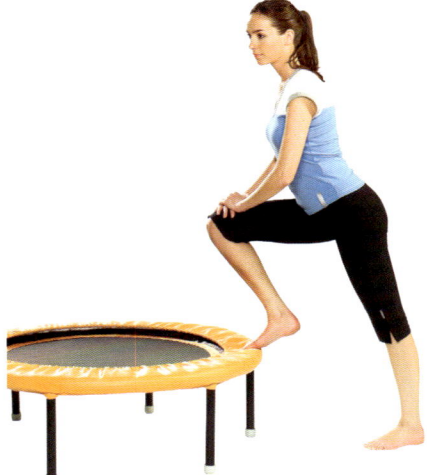

Nun schieben Sie das rechte Knie zusammen mit der Hüfte langsam nach vorne, bis Sie eine Dehnung der vorderen linken Hüftbeugemuskulatur spüren.

Foto 49: Hüftbeugemuskulatur

8   VORDERE OBERSCHENKELMUSKULATUR

Sie stehen entspannt, aber mit gutem Halt, auf einem Bein. Zur besseren Balance kann man sich mit einem Arm an einer Wand abstützen. Die andere Hand umfasst den freien Fuß am Knöchel und zieht den Unterschenkel langsam, möglichst so weit nach oben, bis die Ferse das Gesäß berührt. Dabei ist eine zu starke Hohlkreuzhaltung unbedingt zu vermeiden, indem man die Bauchmuskulatur anspannt, was eine Beckenaufrichtung zur Folge hat.

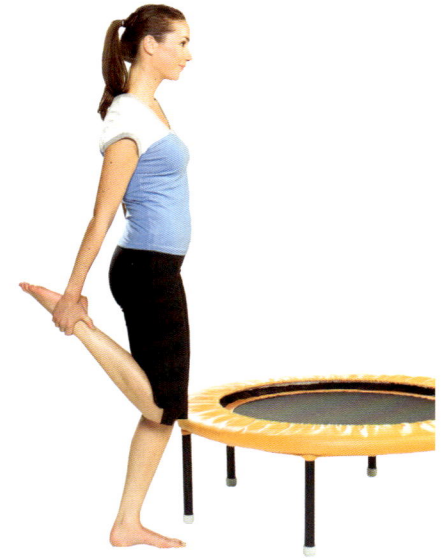

Foto 50: Vordere Oberschenkelmuskulatur

9 HINTERE OBERSCHENKELMUSKULATUR

Die hintere Oberschenkelmuskulatur wird gedehnt, indem man im Stand die Ferse des vorderen, gestreckten Beins auf die Randabdeckung des Minitramps stellt. Die Hände oberhalb des Knies ablegen oder hinter dem Oberkörper verschränken. Um die Dehnung zu verstärken, den geraden Oberkörper langsam nach vorne absenken und das Standbein leicht beugen. Wichtig ist, dass der Rücken gerade gehalten wird. Die Kippbewegung des Oberkörpers findet in der Hüfte statt.

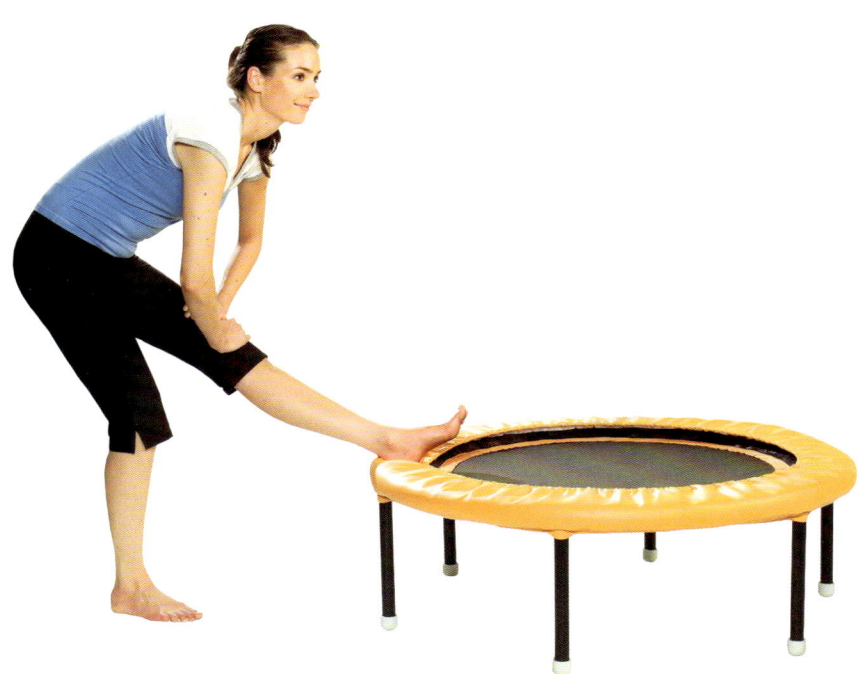

Foto 51: Hintere Oberschenkelmuskulatur

10 INNERE OBERSCHENKELMUSKULATUR

Zur Dehnung der inneren Oberschenkelmuskulatur bzw. der Adduktorenmuskulatur stellen Sie sich seitlich neben Ihr Minitramp und legen einen Fuß bei gestrecktem Bein mit der Innenseite auf die Sprungmatte. Die Füße sind parallel und zeigen nach vorne. Um den Dehnreiz zu verstärken, sollte man das Knie des Standbeins leicht beugen.

Wer keine akuten Rücken- oder Ischiasbeschwerden oder Bandscheibenschäden hat, kann zur Dehnung der inneren Oberschenkelmuskulatur auch die folgende Übung wählen: Dazu setzen Sie sich auf Ihr Minitramp und umfassen mit Ihren Händen in einem möglichst aufrechten Hocksitz Ihre Füße. Nun versuchen Sie, mittels der Ellbogen, die innere Oberschenkelmuskulatur durch Auseinanderdrücken zu dehnen.

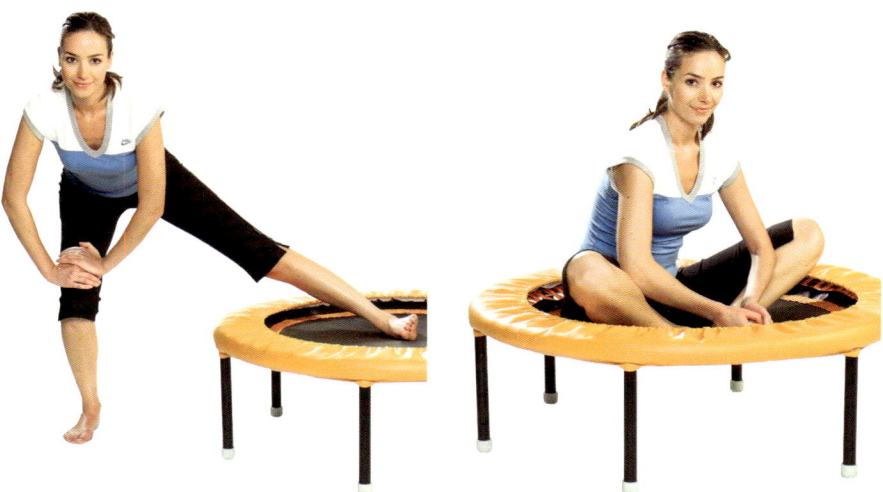

Foto 52: Innere Oberschenkelmuskulatur (im Stand & im Schneidersitz)

11 ÄUSSERE OBERSCHENKELMUSKULATUR

Zur Dehnung der äußeren Oberschenkelmuskulatur bzw. der Abduktorenmuskulatur wird der rechte Fuß über Kreuz mit dem linken Fuß schräg hinter dem linken Bein aufgesetzt. Beugen Sie nun den gesamten Oberkörper mit dem nahezu gestreckten rechten Arm weit nach links. Das linke Bein sollte dabei leicht gebeugt sein. Vermeiden Sie bei dieser Übung eine zu starke Hohlkreuzhaltung und achten Sie auf eine ruhige Atmung.

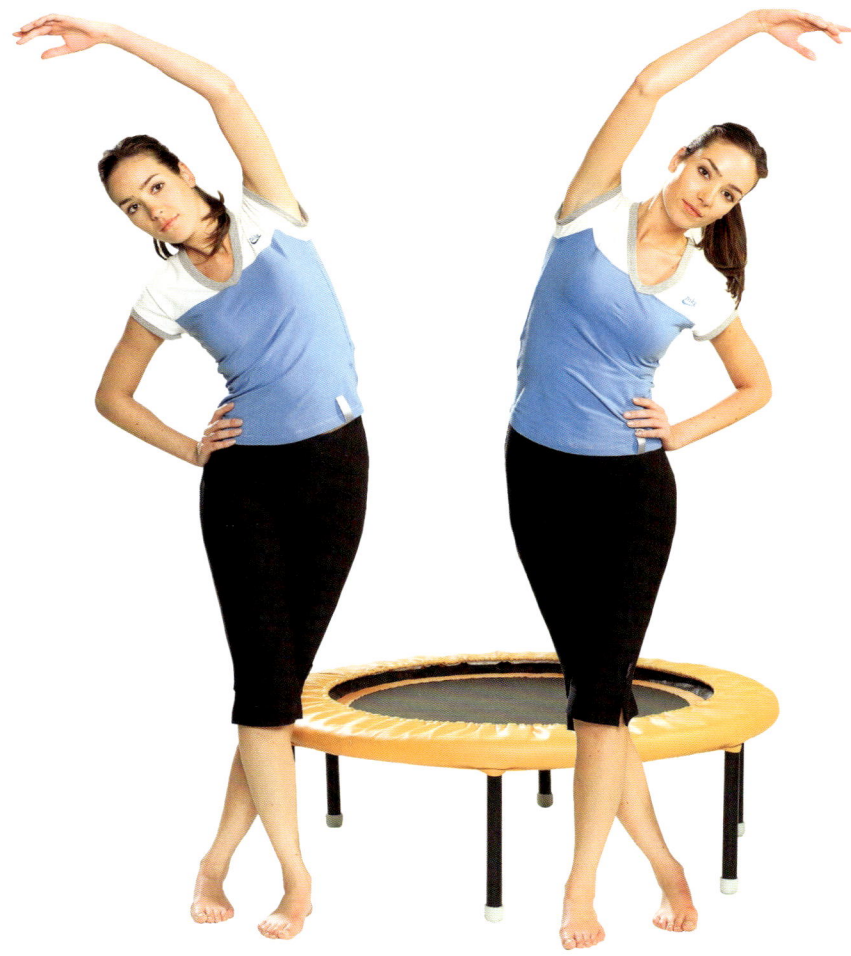

Foto 53: Äußere Oberschenkelmuskulatur

12 LANGE WADENMUSKULATUR

Die Ausgangsposition dieser Dehnungsübung ist eine weite Schrittstellung von ca. 0,5 m. Dabei zeigen die Fußspitzen parallel nach vorne, wobei die Ferse des hinteren, gestreckten Beins fest auf den Boden gedrückt ist. Indem das Becken nach vorn geschoben

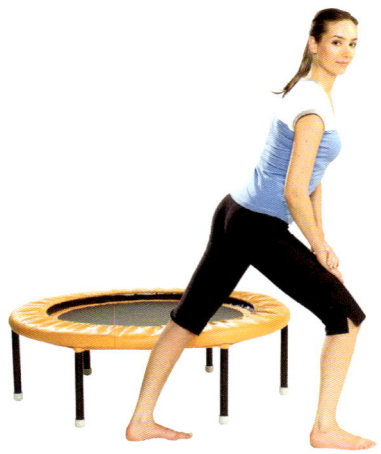

wird, wird ein Spannungsgefühl, insbesondere im oberen Bereich der Wade, spürbar. Die Arme stützen den Körper an der Wand ab oder liegen locker auf dem Oberschenkel.

Foto 54: Äußere oder lange Wadenmuskulatur

13 KURZE WADENMUSKULATUR

Ausgehend von der vorherigen Dehnung der langen Wadenmuskulatur, wird nun das hintere Bein im Kniegelenk leicht gebeugt. Somit verlagert sich die Dehnung in den unteren Bereich der Wade und es wird vornehmlich die kurze Wadenmuskulatur gedehnt.

Achten Sie dabei im Vergleich zur vorherigen Übung auf eine deutlich engere Schrittstellung (ca. 0.2 m).

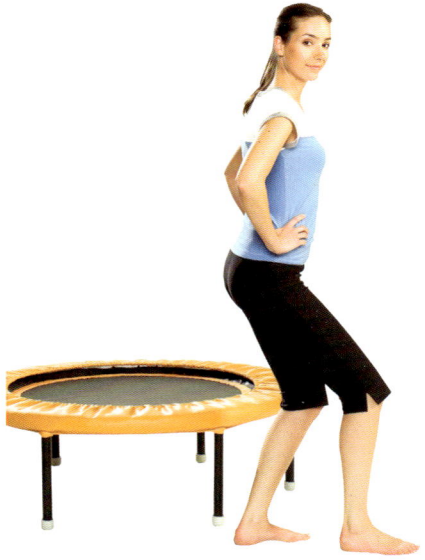

Foto 55: Innere oder kurze Wadenmuskulatur

5.7 KRÄFTIGUNGSÜBUNGEN

Für ein ausgewogenes Fitnesstraining spielt das Training der Kraft eine ganz entscheidende Rolle. Dabei unterschätzen Freizeit- und Fitnesssportler den gesundheitlichen Nutzen der konditionellen Hauptbeanspruchungsform Kraft häufig noch immer. So sind Kräftigungsübungen nicht nur der effektivste Weg zu einer sportlichen Figur, sondern zugleich auch die beste Prävention gegen Rückenprobleme. Zudem entlastet eine gut gekräftigte Muskulatur die Gelenke und beugt Verletzungen und Osteoporose vor.

DEFINITION DER KRAFT

Kraft als physikalische Größe ist definiert als Produkt aus Masse x Beschleunigung (F = m x a). Physiologisch gesehen, ist zwischen der statischen und der dynamischen Kraft zu differenzieren.

Unter statischer Kraft wird die Muskelspannung verstanden, die willkürlich in einer gegebenen Position – ohne dass sich Ansatz und Ursprung des Muskels einander nähern – gegen einen Widerstand entfaltet werden kann.

Die dynamische Kraft ist durch die Masse definiert, die während eines Bewegungsablaufs bewegt werden kann. Beide Formen der Kraft basieren auf dem Zusammenspiel des Zentralnervensystems (ZNS) mit der Skelettmuskulatur (Hollmann & Liesen, 1986, S. 345).

Auch bei Kräftigungsübungen auf dem Minitrampolin gilt es, bestimmte Techniken zu erlernen, wie bei jeder anderen sportlichen Technik auch. Generell ist auf eine saubere Bewegungsausführung, eine rückengerechte Haltung und die richtige Atmung zu achten. So sollte man auch bei Kräftigungsübungen auf dem Minitrampolin in der Phase der Wiederholung ausatmen, in der man einen Widerstand verspürt und die zu trainierenden Muskeln arbeiten.

Einatmen sollte man immer in der Entspannungsphase der Wiederholung (z. B. Körperstreckung im Kniestand: ausatmen beim Strecken des Beins, einatmen beim Heranziehen des Beins). Kräftigungsübungen sollten mindestens 2-3 x pro Woche durchgeführt werden, um einen bleibenden Effekt erzielen zu können. Übungen eines gesundheitsorientierten Kraftausdauertrainings sind generell gekennzeichnet durch:

/ Viele Wiederholungen einer Bewegung (mindestens 10-20).
/ Möglichst mehrere Belastungsserien (2-4 Serien).
/ Lange Belastungsdauer.
/ Langsame Bewegungsausführungen.
/ Kurze Pausen zwischen den Belastungsserien.

In der Folge werden einige typische Kräftigungsübungen für die Rumpfmuskulatur beschrieben.

1 KRÄFTIGUNG DER RÜCKENMUSKULATUR

Aus dem Kniestand die Beine im Wechsel nach hinten strecken. Die Arme sind am Rand des Minitramps aufgestützt und der Kopf zeigt nach unten.

Als schwierigere Variante zudem den gegenüberliegenden Arm nach vorne strecken. Der Kopf befindet sich in Verlängerung der Wirbelsäule mit Blick nach unten. Der gestreckte Arm und das gestreckte Bein befinden sich in Verlängerung des Rumpfs (Hohlkreuzhaltung vermeiden). Ellbogen und gegenüberliegendes Knie nun nach der Streckung unter dem Körper zusammenführen. Achten Sie dabei auf die richtige Atmung.

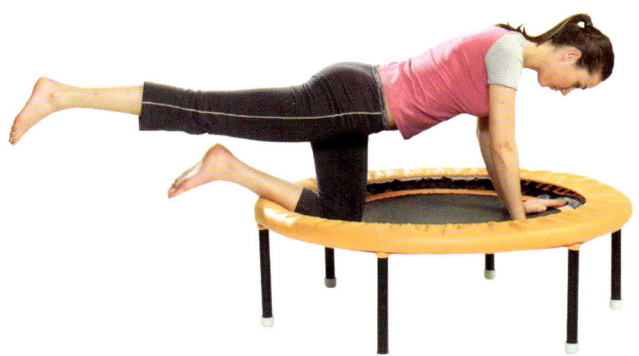

Foto 56: Kräftigung der Rückenmuskulatur (nur ein Bein)

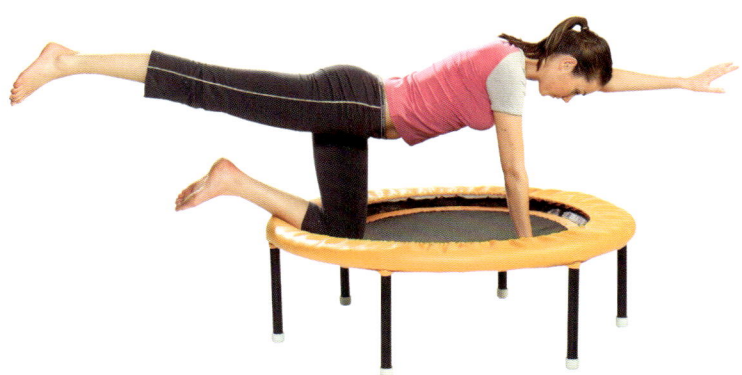

Foto 57: Kräftigung der Rückenmuskulatur (Bein und Arm)

2 KRÄFTIGUNG DER GERADEN BAUCHMUSKULATUR

Legen Sie sich entspannt auf den Rücken, am besten auf eine weiche Decke. Die Arme liegen locker neben dem Oberkörper. Versuchen Sie nun, den Kopf anzuheben und langsam den Oberkörper nach vorne einzurollen.

Die Hände bewegen sich Richtung Knie. Am höchsten Punkt die Spannung ein wenig halten und langsam wieder in die Ausgangsposition zurückrollen. Atmen Sie während der Übung ruhig weiter und vermeiden Sie Pressatmung.

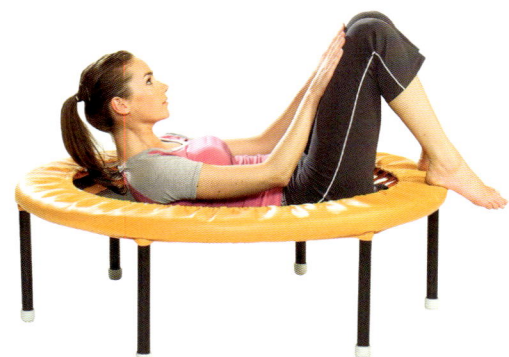

Foto 58: Kräftigung der geraden Bauchmuskulatur

3 KRÄFTIGUNG DER SCHRÄGEN BAUCHMUSKULATUR

Die Ausgangsposition ist wie zuvor bei der Übung zur Kräftigung der geraden Bauchmuskulatur. Nun heben Sie Ihren Kopf und dann z. B. die linke Schulter und das linke Becken an und drehen sich nach rechts, bis die rechte Gesäßhälfte belastet ist. So wird die rechte, schräge Bauchmuskulatur trainiert.

Auch hier sollte man am höchsten Punkt die Spannung ein wenig halten und langsam wieder in die Ausgangsposition zurückrollen. Atmen Sie während der Übung ruhig weiter und vermeiden Sie Pressatmung.

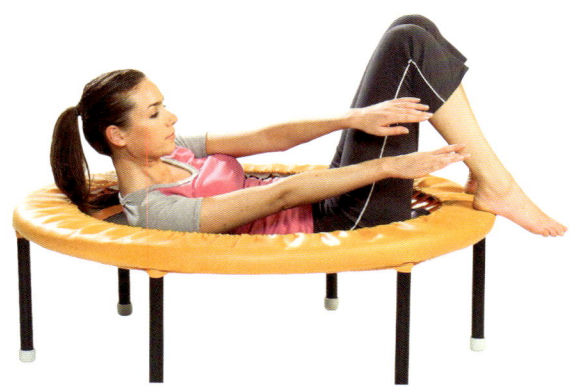

Foto 59: Kräftigung der schrägen Bauchmuskulatur

4 KRÄFTIGUNG DER RÜCKENSTRECKER
UND DER SCHULTERBLATTMUSKULATUR

Aus dem Vierfüßlerstand auf dem Minitramp nach hinten fast bis zu den Fersen absetzen. Dann erfolgt eine Bewegung des Rumpfs nach vorne, wobei das Gesicht fast das Minitramp berührt und die Arme im Ellbogen stark gebeugt werden. Abschließend die Arme wieder strecken und mit leichtem Rundrücken zurück in die Ausgangsposition. Achten Sie dabei auf die richtige Atmung.

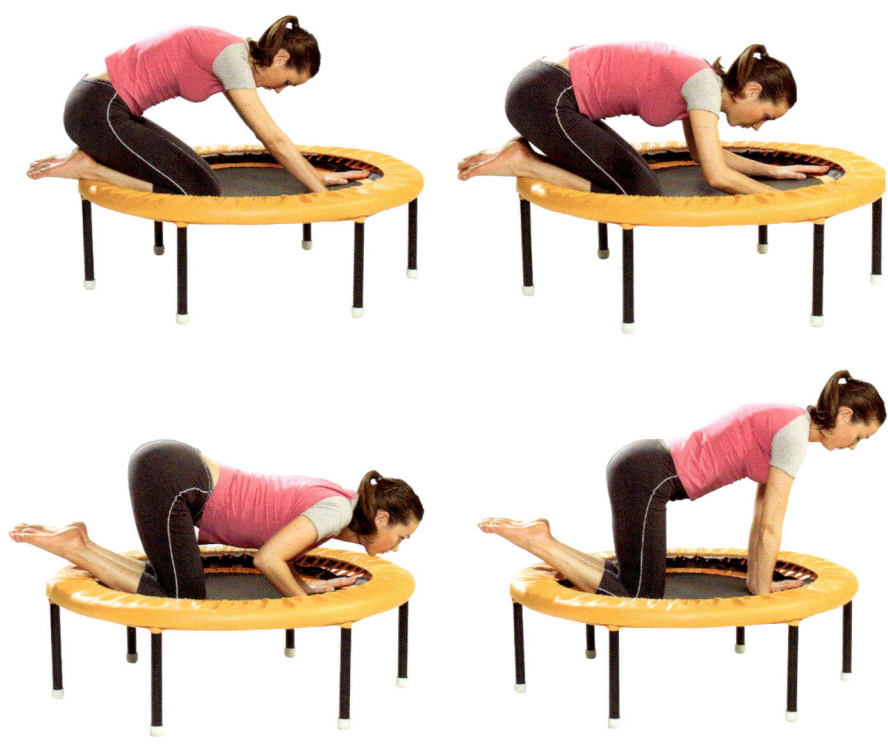

Foto 60: Kräftigung der Rückenstrecker und der Schulterblattmuskulatur

FLEX- ODER THERABAND

Besonders bewährt haben sich Kräftigungsübungen auf dem Minitramp auch in Kombination mit verschiedensten Übungen mit dem Flex- oder Theraband. Dieses hochelastische, ca. 15 cm breite Gymnastikband aus Latex wird seit Jahren überaus erfolgreich vor allem in der Therapie und der Rehabilitation sowie im Fitnesstraining und in der Rückenschule eingesetzt. Das Besondere an diesem Band ist, dass bei Kräftigungsübungen aufgrund der enorm hohen Elastizität des Bandes ein nur leicht ansteigender Widerstand über eine lange Wegstrecke erfolgt. Somit lassen sich kräftigende Bewegungen mit einer großen Bewegungsamplitude durchführen. Die verschiedenen Farben symbolisieren verschiedene Zugstärken. Aber auch durch Länger- oder Kürzerfassen des Bandes lässt sich die Zugstärke ganz individuell variieren.

5.8 ENTSPANNUNGSÜBUNGEN

Was viele gar nicht wissen: Ihr Minitrampolin eignet sich hervorragend für Entspannungsübungen. Dazu legen Sie sich einfach auf Ihr Minitrampolin mit einem Kissen unter dem Kopf und legen Ihre Füße auf eine leicht erhöhte Unterlage, also z. B. einen niedrigen Hocker oder Stuhl. Stellen Sie Ihre Füße aber nicht längere Zeit nur auf den Boden, denn dann besteht die Gefahr, in eine zu starke, unphysiologische Hohlkreuzhaltung zu gelangen. Es existiert eine Vielzahl verschiedener Entspannungs- bzw. Psychoregulationstechniken, wie z. B. Meditation, autogenes Training, Tai-Chi, progressive Muskelentspannung, Fantasie- und Märchenreisen oder Musikentspannungstherapie, welche alle ihren Sinn und ihre Berechtigung haben. Nach sportlicher Belastung, wie z. B. nach dem Training auf dem Minitrampolin, hat sich, neben der progressiven Muskelentspannung (PR), das autogene Training (AT) als besonders effektiv erwiesen. Wer weniger Zeit auf die Entspannung verwenden will, der kann es auch mit Musikentspannung oder Fantasie- und Märchenreisen versuchen. Bei allen Entspannungsübungen sollte man die Füße ganz entspannt auf einer leicht erhöhten Unterlage lagern. Allein das Einnehmen dieser Entspannungsposition übt eine wohltuende, entlastende und entspannende Wirkung auf Körper und Seele aus, insbesondere nach dem Training und bei Beschwerden oder Schmerzen im Bereich der Wirbelsäule oder der Hüftgelenke.

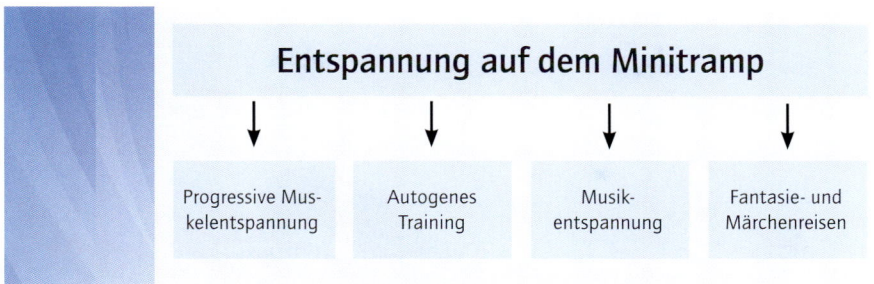

Abb. 7: Entspannungsübungen auf dem Minitramp

Die Effekte der verschiedenen Entspannungsverfahren sind äußerst vielfältig, aber durchweg sehr positiv. So besitzen die genannten Entspannungsübungen auf dem Minitramp die folgenden positiven Effekte:

/   Allgemeines Wohlbefinden.

/   Lockerung der Muskulatur.

/   Verringerung der Herz- und Atemfrequenz.

/   Senkung des Blutdrucks und des Stresshormonspiegels.

Der richtigen Atmung kommt übrigens bei allen Entspannungstechniken eine besondere Bedeutung zu. Da man in Stresssituationen eher schnell und nicht so tief atmet, lässt sich für ein Entspannungstraining ableiten, langsam und tief zu atmen, wodurch wir unsere psychische Anspannung reduzieren.

Am Ende der Entspannungsübungen sollte man ganz langsam wieder aus dieser Art Trancezustand erwachen. Man spricht hier vom sogenannten Zurücknehmen. Dazu zählt man z. B. langsam von 10-0, öffnet die Augen und beginnt, sich vor dem Aufstehen zu recken und zu strecken. So besitzt unser Organismus die Möglichkeit, sich wieder auf seinen Normalzustand einzupendeln. Unabhängig davon, welche Form der Entspannung Sie favorisieren, hier ein paar allgemein gültige Tipps:

/   Legen Sie sich rücklings einfach auf Ihr Minitrampolin, am besten mit einem Kissen unter dem Kopf.

/   Die Füße liegen entspannt auf einer leicht erhöhten Unterlage.

/   Die Arme liegen seitlich neben dem Körper.

/   Schließen Sie Ihre Augen und konzentrieren Sie sich auf Ihren Herzschlag.

/ Werden Sie innerlich ganz ruhig.

/ Achten Sie auf eine ruhige und gleichmäßige Atmung.

/ Beruhigende Hintergrundmusik intensiviert das Entspannungsempfinden.

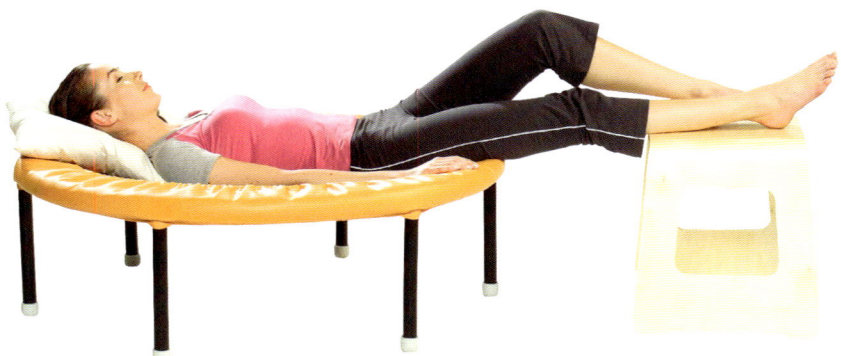

Foto 61: Entspannungshaltung auf dem Minitramp

PROGRESSIVE MUSKELENTSPANNUNG

Die progressive Muskelentspannung – neben Yoga und dem autogenen Training eine der wohl bekanntesten Entspannungsmethoden – wurde in den 20er Jahren von dem Amerikaner Jacobson zum Abbau von Ängsten entwickelt. Dieser hatte bemerkt, dass Angst von Spannungsgefühlen und damit beteiligten Muskelkontraktionen begleitet wird, die sich dann verringern lässt, wenn es gelingt, die Spannung aufzulösen. Das von Jacobson entwickelte Verfahren der progressiven Muskelrelaxation führt zu einer geringeren muskulären Spannung und zum Erreichen eines entspannten Zustands. Als methodische Grundlage dieser Technik dienen zwei Prinzipien:

/ Die Wahrnehmung des entspannten Zustands wird durch die Kontrastwirkung einer vorherigen Anspannung erleichtert.

/ Über die aufeinander folgende Entspannung einzelner Muskelgruppen kommt es zu einer ganzkörperlichen Entspannung.

Inzwischen ist eine Reihe von Varianten dieses Entspannungsverfahrens entwickelt worden, die alle sowohl auf eine weitere Verkürzung der Lern- als auch der Übungszeit abzielen. Bei allen können jedoch neben den oben schon genannten beiden Prinzipien ferner folgende Aspekte und Abläufe übereinstimmend zu Grunde gelegt werden:

/ Konzentration auf eine bestimmte Muskelgruppe.

/ Anspannung dieser Muskelgruppe.

/ Aufrechterhaltung der Spannung für ca. 5-8 Sekunden.

/ Lösen der Muskelspannung.

/ Konzentration auf die entspannte Muskelgruppe für ca. 20-40 Sekunden.

Nach diesem Grundsystem werden nacheinander verschiedene Muskelgruppen wechselweise an- und entspannt. Begonnen wird dabei meist mit den Extremitäten (Arme oder Beine) und einer anschließenden Annäherung Richtung Körpermitte. Der Erfolg des Trainings hängt stark davon ab, wie konzentriert Sie die Übungen durchführen. Besonders wichtig ist, dass Sie während des Anspannens der Muskulatur nicht die Luft anhalten, sondern gleichmäßig und ruhig weiteratmen.

Im Folgenden finden Sie eine Kurzversion (11 Muskelgruppen) der progressiven Muskelrelaxation. Die Anweisungen sind dabei in ihrem Wortlaut beispielhaft vorgegeben, sie können jedoch selbstverständlich entsprechend den persönlichen Bedürfnissen modifiziert werden. Es sollte aber auf die Einhaltung der angesprochenen Prinzipien geachtet werden. Auf Ihr eigenes Kommando spannen Sie nun nacheinander die verschiedenen Muskeln an und lösen sie anschließend.

Tab. 1: Kurzversion der progressiven Muskelrelaxation

Nr.	Muskelgruppe	Übung
1	Fußmuskeln	Die Zehen so weit wie möglich auseinander spreizen.
2	Unterschenkelmuskulatur	Die Zehen zum Körper hin beugen.
3	Oberschenkelmuskulatur	Die Zehen vom Körper weg abwinkeln und die Unterschenkel gegen den Boden drücken.
4	Gesäßmuskulatur	Die Fersen auf den Boden drücken und die Gesäßmuskulatur anspannen.
5	Handmuskulatur	Die Hände werden mit den Handflächen nach unten flach auf den Boden gelegt. Dann werden die Fingerspitzen aufgestellt und man drückt mit den Fingern fest gegen den Boden.

6	Unterarmmuskulatur	Handflächen und Unterarme gleichzeitig gegen den Boden drücken.
7	Oberarmmuskulatur	Die Hände zu Fäusten ballen und die Ellbogen gegen den Boden drücken.
8	Gesichtsmuskeln	Grimassen schneiden.
9	Rückenmuskulatur	Die Schulterblätter gegen den Boden drücken.
10	Brustmuskulatur	Die Arme seitlich gegen den Körper pressen.
11	Bauchmuskulatur	Den Bauchnabel Richtung Boden drücken.

Abschließend spannen Sie alle Muskeln des Körpers gemeinsam an. Sie spüren, wie eine wohltuende Wärme durch Ihren Körper hindurchströmt und genießen das Gefühl der inneren Entspannung.

AUTOGENES TRAINING

Das autogene Training ist eine für fast jeden erlernbare Technik der aktiven Selbstentspannung. Es handelt sich dabei um eine wissenschaftliche Methode der Selbsthypnose (griech.: autós = vom Selbst aus; genesis = werden), die von Schultz entwickelt und von Lindemann auch als **konzentrative Selbstentspannung** bezeichnet wurde.

Durch das Vorsagen formelhafter Sätze, welche nacheinander erlernt werden, erreicht man eine positive Beeinflussung von Muskelspannung, Puls, Atmung und Hautdurchblutung, wodurch im Normalfall eine allgemeine emotionale und psychische Entspannung erreicht wird. Das autogene Training untergliedert sich in eine **Grund-** und eine **Oberstufe**.

Nach Schultz besteht die Grundstufe aus sechs verschiedenen Übungen: Schwereübung, Wärmeübung, Herzübung, Atemübung, Sonnengeflecht und Kopfübung, die im Folgenden in einer kurzen Übersicht dargestellt werden. Jede Übungsformel wird nacheinander 5-6 x langsam und leise vorgesagt. Man beginnt im Normalfall mit der Ruheformel: „Ich bin ganz ruhig." Diese wird jeweils zwischen den weiteren Übungen 1-2 x wiederholt.

Tab. 2: Übersicht über die Grundstufe des autogenen Trainings in Anlehnung an Linde-mann (1991, S. 165).

Übung	Übungsformel	Wirkung
Ruheübung	Ich bin ganz ruhig.	Allgemeine Beruhigung von Körper und Psyche.
Schwereübung	Rechter Arm ganz schwer.	Muskelentspannung.
Wärmeübung	Rechter Arm angenehm warm.	Entspannung der Blutgefäße.
Herzübung	Herz ganz ruhig und gleichmäßig.	Normalisierung der Pulsfrequenz.
Atemübung	Atmung ganz ruhig.	Harmonisierung und Passivierung der Atmung.
Sonnengeflecht	Sonnengeflecht strö-mend warm.	Entspannung/Harmonisierung der Bauchorgane.
Kopfübung	Stirn angenehm kühl.	Entspannung der Blutgefäße im Kopfbe-reich.

MUSIKENTSPANNUNG

Musik beeinflusst den Körper sowie den Geist. Dies ist eine jahrtausendealte Erfahrung. Mit Musik singen wir unsere Kinder in den Schlaf, mit Musik fällt uns körperliche Arbeit oder sportliches Training leichter, ja, Musik wird auch bei Operationen und chronischen Schmerzen erfolgreich eingesetzt (Musiktherapie). Dabei ruft entspannende Musik beim Zuhörer eine Art meditativen Zustand hervor.

Dies ist physiologisch ganz einfach zu erklären: Bereits die großen Barockmusiker, wie Händel, Vivaldi oder Corelli, haben versucht, in ihren Kompositionen die sogenannte **Bachstimme** mit einem Takt von ca. 60 Schlägen einzusetzen. Beim Zuhören dieser Taktfrequenz, die im Normalfall etwas langsamer ist als unsere Pulsfrequenz, passt un-ser Körper seinen inneren Funktionsrhythmus immer mehr diesem vorgegebenen Takt an. Eine psychische sowie physische Entspannung ist die Folge.

Der Musikgeschmack ist bekanntermaßen sehr individuell. Generell gilt jedoch, dass sich mit Instrumental- und Orchestermusik besonders gute Entspannungseffekte erzielen lassen, wobei sich insbesondere Saiten- (z. B. Violine und Cello) und Holzblasinstrumente (z. B. Klarinette und Flöte) für Entspannungsübungen eignen.

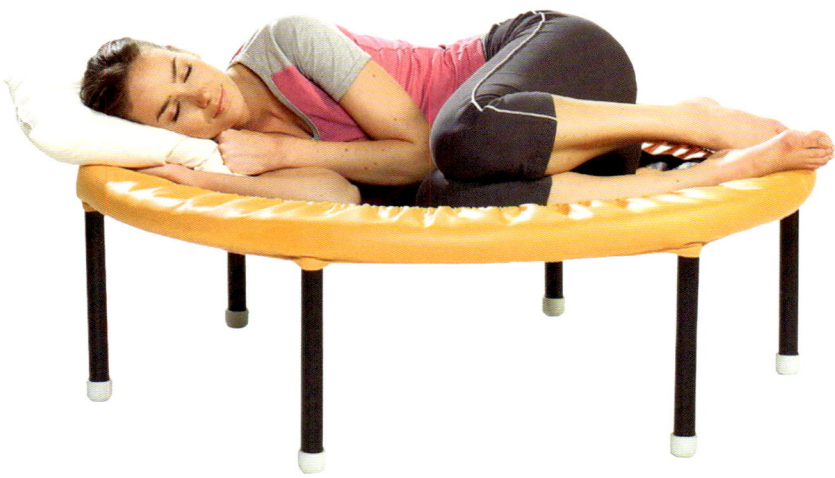

Foto 62: Entspannung pur

FANTASIE- UND MÄRCHENREISEN

„Fantasie- und Märchenreisen" ist eine von Else Müller entwickelte Entspannungstechnik, bei der durch das Vorlesen von Geschichten intensive Entspannungsgefühle hervorgerufen werden.

Diese Form der Entspannung ist eine Art Meditation durch gelenkte Fantasie. Müller beschreibt ihre Fantasie- und Märchenreisen als „Geschichten zum Entspannen, Träumen und Erholen" (vgl. Müller, 1983, S. 7).

Das bildhafte Vorstellen und die in den Reisen aus dem autogenen Training verpackten Impulse Ruhe, Schwere und Wärme führen bereits zu einer vertieften Entspannung.

Diese Geschichten stellen keinesfalls einen Ersatz für das autogene Training oder eine andere Technik dar, bieten aber eine gute Kombinationsmöglichkeit auch mit anderen Entspannungsverfahren.

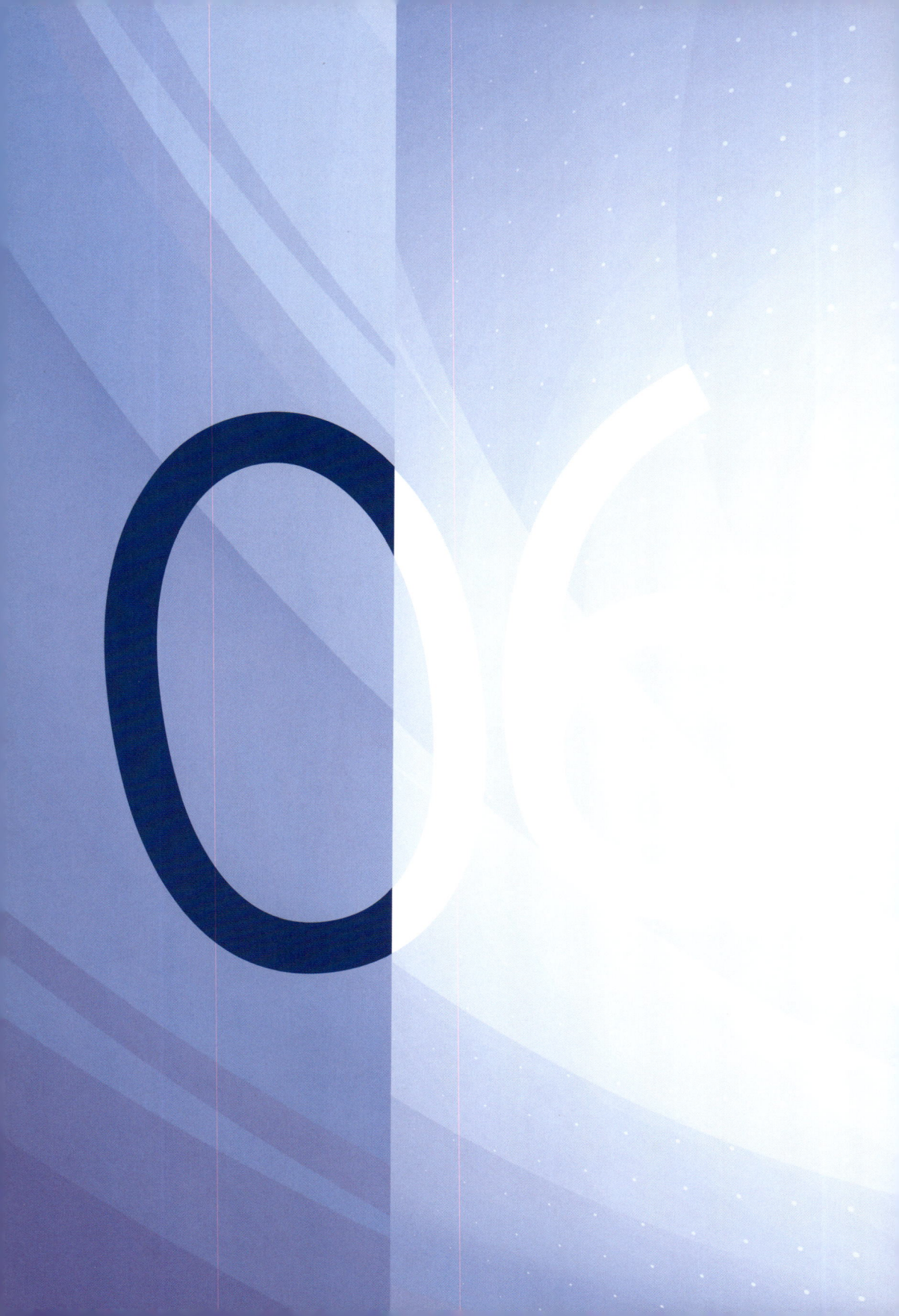

RICHTIGES REBOUNDING

RICHTIGES REBOUNDING

Normalerweise wird man sich beim Rebounding nicht so schnell überbelasten. Trotzdem sollten sich alle Sportanfänger oder Wiedereinsteiger über 35 Jahre und Personen mit Vorerkrankungen oder mit Risikofaktoren (Übergewicht, Diabetes, Bewegungsmangel, Bluthochdruck, Rauchen, erhöhte Blutfettwerte) vor Beginn des Trainings von ihrem Hausarzt auf eventuelle Herzfehler und die körperliche Belastbarkeit (Belastungs-EKG) untersuchen lassen. Diese ärztliche Eingangsuntersuchung, ein sogenannter **Gesundheitscheck**, sollte jährlich wiederholt werden. Generell sollte man beim Rebounding einige Grundregeln beachten, mit Spaß und Erfolg dabeibleiben und sich zu Beginn eines jeden Trainings auf- (Warm-up) und am Ende (Cool-down) entsprechend abwärmen.

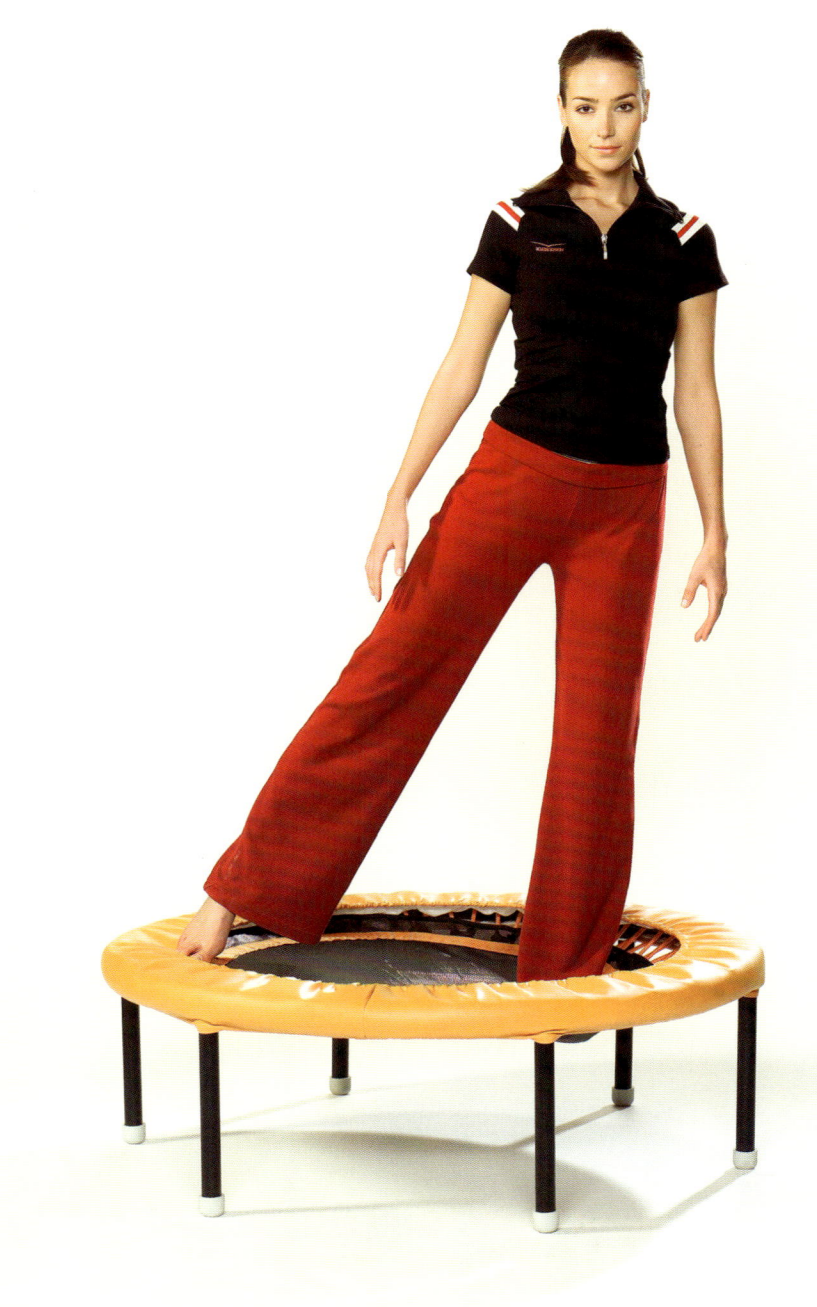

6.1 EIN PAAR GRUNDREGELN

Das Training auf einem Minitramp zeichnet sich durch eine sehr geringe Verletzungs-gefahr aus. Ein Minitramp besitzt enorme Dämpfungseigenschaften, sodass bei jedem Schritt oder Sprung ein großer Teil der Bewegungsenergie durch die Verformung der Sprungmatte aufgefangen wird. Dabei wird die Muskulatur der unteren Extremitäten auf ideale Weise trainiert. Außerdem sind Bewegungen auf einem Minitramp koordina-tiv wesentlich anspruchsvoller als auf einem harten Untergrund.

Rebounding aktiviert zudem den Lymphfluss, wodurch vermehrt Stoffwechselprodukte ausgeschwemmt werden. Achten Sie also nach dem Training auf eine ausreichende Flüssigkeitszufuhr; möglichst Mineralwasser oder ungesüßte Kräuter- und Früchtetees. Wenn möglich, trainieren Sie täglich zur selben Zeit, damit sich auch Ihr Körper an einen gewissen Tagesrhythmus gewöhnt.

Achten Sie vor dem ersten Training im Innenbereich auf eine ausreichende Deckenhöhe. Die meisten Geräte wurden so konzipiert, dass eine Raumhöhe von ca. 240 cm ausrei-chend ist. Die folgenden Regeln garantieren Ihnen ein effektives, gesundheitsorientier-tes und vor allem erfolgreiches Training:

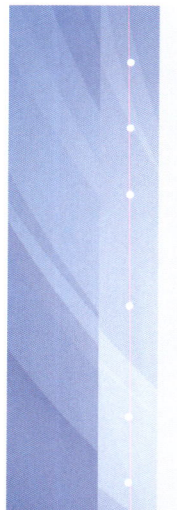

- Achten Sie auf einen sicheren Stand Ihres Minitrampolins.

- Überprüfen Sie, ob die Stellfüße fest sitzen.

- Spitze und scharfe Gegenstände aus dem unmittelbaren Bereich entfernen.

- Trainieren Sie barfuß oder mit rutschfesten Socken, aber nicht mit Schuhen.

- Achten Sie bei jedem Training auf die richtige Grundhaltung.

- Achten Sie auf eine tiefe, dem Bewegungsrhythmus angepasste Atmung, möglichst bei geöffnetem Fenster.

- Achten Sie darauf, die Bewegungen immer in der Mitte der Sprungmatte auszuführen, um eine gleichmäßige Belastung für den Körper zu erreichen.

- Passen Sie die Schwierigkeit der Übungen und die Übungsintensität Ihrem aktuellen Leistungsvermögen an.

- Vermeiden Sie zu hohe Sprünge und akrobatische Bewegungen.

- Bei Schwindel oder Schmerzen das Training abbrechen bzw. unterbrechen.

- Warm-up: Beginnen Sie immer mit lockerem Einschwingen.

- Cool-down: Beenden Sie Ihr Training nie abrupt, sondern mit lockerem Ausschwingen, Dehnungs- und Entspannungsübungen.

- Springen Sie nicht von Ihrem Minitramp herunter, sondern steigen Sie ab, denn nach dem Training ist die Empfindlichkeit der Rezeptoren verändert. Ein Sprung auf den harten Boden kann zu Verletzungen der Sehnen und Bänder führen.

- Bei Erkältungskrankheiten oder -symptomen, also Husten, Grippe, Fieber oder Gliederschmerzen, eine Trainingspause einlegen, da das bereits geschwächte Immunsystem durch die sportliche Belastung weiter geschwächt werden kann.

- Auch Verletzungen brauchen Zeit zum Ausheilen.

- Flüssigkeitsverlust nach dem Sport durch mineralhaltiges Wasser ausgleichen.

- Überbelastung vermeiden.

- Intensität, Häufigkeit und Dauer des Trainings langsam steigern.

- Auf die Tagesform achten.

- Bei Hitze das Training reduzieren und auf ausreichende Flüssig-keitszufuhr achten.

- Die letzte größere Mahlzeit sollte mindestens zwei Stunden vor dem Training liegen, da ein voller Magen die Zwerchfellatmung behindert.

- Aber auch mit leerem Magen sollte man nicht trainieren, da die Leistungsfähigkeit verringert ist.

- Wer kann, sollte seinen täglichen Biorhythmus berücksichtigen und zur gleichen Zeit trainieren, um seinen Körper an eine gewisse Re-gelmäßigkeit zu gewöhnen.

Muskelkater

Wer sich nicht überlastet und die aufgeführten Ratschläge beach-tet, sollte nach einem Training auf seinem Minitramp auch keinen Muskelkater verspüren. Denn Muskelkater ist ein klares Zeichen von Überlastung und Überanstrengung. Eigentlich können unsere mehr als 400 Skelettmuskeln, deren Bewegungen über die Sehnen auf Knochen und Gelenke übertragen werden, enorme Kräfte aushal-ten, allerdings nur dann, wenn sie regelmäßig belastet und trainiert werden. Somit ist Muskelkater nicht, wie lange vermutet, durch die Anreicherung von Laktat verursacht, sondern es handelt sich viel-mehr um Mikroverletzungen der Muskulatur, aufgrund zu intensiver Belastung. Vorbeugende Maßnahmen gegen Muskelkater sind:

- Ein- und Ausschwingen.

- Stretching vor und nach dem sportlichen Training.

- Regelmäßiges sportliches Training.

- Untrainierte Muskulatur nicht sofort übermäßig stark bzw. lang beanspruchen.

- Intensität und Umfang nur langsam steigern.

- Eventuell vor dem Training die großen Muskelgruppen der unteren Extremitäten mit durchblutungsfördernden Muskelölen einreiben.

6.2 MIT SPASS UND ERFOLG DABEIBLEIBEN

Die meisten Menschen haben schon einmal meist hoch motiviert mit einem sportlichen Training gleich welcher Art begonnen und dann genauso schnell, meist recht frustriert, damit wieder aufgehört. Man spricht hier auch von einem sogenannten Drop-out. Dies hat häufig verschiedene Ursachen, die in den meisten Fällen vermeidbar sind. Deshalb gilt es, auch beim Rebounding einige grundlegende Regeln zu beachten. Nur so wird man auf Dauer dabeibleiben und Spaß und Erfolg beim Training haben.

Wer generell Schwierigkeiten hat, beim Sport dabeizubleiben, der sollte es mit entsprechender Hintergrundmusik versuchen. Musik motiviert, lenkt von körperlicher Anstrengung ab, versetzt einen in eine gute Stimmung und hilft einem somit, den Sport fortzusetzen. Wechseln Sie allerdings von Zeit zu Zeit die Musik, um sich immer wieder von neuem zu motivieren und achten Sie auf die Geschwindigkeit Ihrer Titelauswahl. Ein zu schneller Rhythmus hat schon viele so motiviert, dass sie sich überanstrengt haben.

Tab. 3: Vermeidung von typischen Drop-out-Fehlern

/ Realistische Zielsetzung.
/ Durchdachte Trainingsplanung.

Spring dich fit

/ Regelmäßiges Training.
/ Nicht zu intensives Training.
/ Keine zu langen Trainingseinheiten.
/ Freude und Spaß am Training.
/ Sich auch mal eine Pause gönnen.
/ Verschiedene Fitnesssportarten im Sinne eines Crosstrainings ausprobieren.
/ Sich für sein Training seine Lieblingsmusik aussuchen.

Aber übertreiben Sie nichts. Steigern Sie Ihren Belastungsumfang nur sehr langsam. Bereits ein fünfminütiges, tägliches Training beeinflusst Ihre Gesundheit positiv. Sind Sie eher untrainiert, beginnen Sie mit fünf Minuten und steigern Sie z. B. Ihr Training in den ersten drei Wochen alle zwei Tage um 30 Sekunden. Je nach Fitness und Motivation sollten Sie dann einige Wochen die Trainingszeit nicht mehr oder nur geringfügig steigern. Nur wer regelmäßig, d. h. mindestens 2 x pro Woche, mindestens 30 Minuten Ausdauer- oder Fitnesssport betreibt, darf die Belastungszeit etwas höher ansetzen. Auf- und Abwärmübungen bzw. Dehnungs- und Entspannungsübungen sind nicht eingerechnet.

6.3   WARM-UP, WORKOUT UND COOL-DOWN

Rebounding erfordert nicht unbedingt für jeden einen gegliederten Trainingsaufbau. Wem danach ist, der schwingt oder springt einfach für fünf Minuten und erholt sich bereits in kurzer Zeit und hat auch dann schon etwas für seine Gesundheit und seine Fitness getan. Wer jedoch mehr will, also z. B. ganz gezielt seine Ausdauerleistungsfähigkeit verbessern, seine Muskeln stärken, seine Beweglichkeit erhöhen und sein Gewicht reduzieren will, der sollte sein Training auf dem Minitramp entsprechend der klassischen Dreiteilung eines sportlichen Trainingsprozesses in die Phasen **Warm-up**, **Workout** und **Cool-down** gliedern. Je nach Fitness- bzw. Gesundheitszustand des Einzelnen variieren die zeitlichen Umfänge deutlich.

Wer alle in der folgenden Abbildung dargestellten Inhalte durchführen will, der benötigt mindestens 30 und mit abschließenden Entspannungsübungen 40 Minuten Zeit. Der hier aufgezeigte Trainingsprozess gilt also als idealtypisch und wird sicherlich nicht von allen und auch nicht immer so durchgeführt werden. Unabhängig davon, wie Sie sich letztlich Ihr Programm zusammenstellen, auf ein lockeres Ein- sowie Ausschwingen sollten Sie prinzipiell nicht verzichten.

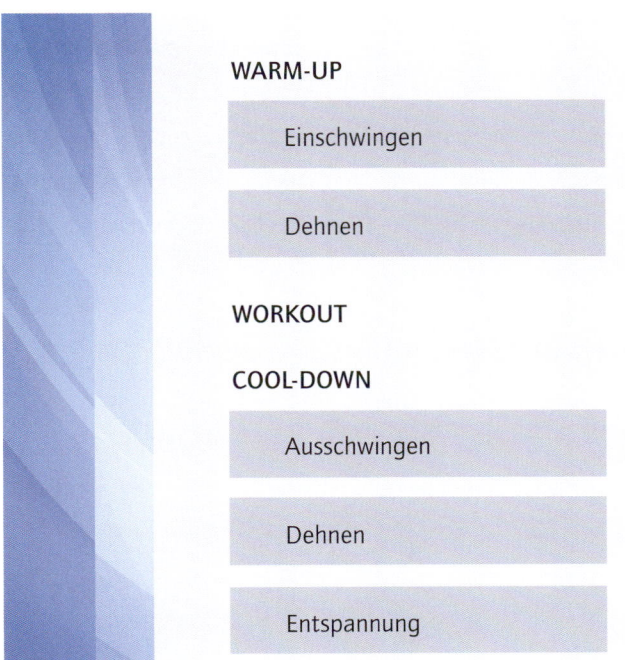

WARM-UP

Einschwingen

Dehnen

WORKOUT

COOL-DOWN

Ausschwingen

Dehnen

Entspannung

Abb. 8: Dreiteilung des Trainingsprozesses in die Phasen Warm-up, Workout und Cool-down

WARM-UP

Trotz einer relativ geringen Verletzungsgefahr aufgrund der Stoßdämpferfunktion durch die elastische Sprungmatte ist das Warm-up beim Rebounding ein absolutes „Muss". So steht zu Beginn jeder Trainingseinheit immer ein spezielles Aufwärmprogramm, bei dem man sich, je nach Fitnesszustand, 1-3 Minuten locker einschwingt und im Anschluss daran die großen Muskelgruppen kurz dehnt. Die Effekte des Warm-ups sind vielfältig.

So wird beim Warm-up der Stoffwechsel angeregt, wodurch sich wiederum die Körpertemperatur erhöht, das Herz-Kreislauf- und Atemsystem aktiviert und die zu beanspruchende Muskulatur auf Betriebstemperatur gebracht wird. Der gesamte Körper wird also aus physiologischer Sicht auf die bevorstehende Belastung vorbereitet. Somit verringert sich zum einen die Gefahr von Verletzungen, wie Zerrungen oder auch Muskelkater und zum anderen wächst vor allem die physische Leistungsfähigkeit des Sportlers.

Das Warm-up beim Rebounding lässt sich in ein Einschwingen und in eine Dehnphase unterteilen. Dabei dient das Einschwingen der Aktivierung des Herz-Kreislauf-Systems, das Dehnen der allgemeinen Mobilisation und der Verletzungsprophylaxe sowie der Leistungssteigerung der zu beanspruchenden Muskulatur.

Neben den positiven Effekten des Warm-ups auf die physische Leistungsfähigkeit werden aber auch positive Effekte im psychischen Bereich erzielt. So erhöht z. B. ein langsames Einschwingen oder ein entspannendes Dehnungsprogramm die psychische Leistungsbereitschaft und die Motivation für das anstehende Training. Der Sportler gewöhnt sich immer wieder von neuem an sein Sportgerät und ist motiviert für die folgende Belastung.

WORKOUT

Für das Workout lassen sich ganz unterschiedliche Programme zusammenstellen. Je nach Fitness- und Gesundheitszustand, nach der Motivation und den gesteckten Zielen werden hier verschiedenste Übungen (siehe   Kap. 5) aus den Bereichen Schwingen, Walken, Laufen und Hüpfen miteinander kombiniert. Aber auch Kräftigungsübungen sowie Übungen mit dem Flexband gehören zum Workout, um ganz gezielt eventuelle Schwachstellen der Muskulatur auszugleichen.

COOL-DOWN

Nach dem Rebounding beginnt für den Sportler die Phase des Cool-downs. Die Funktion des Abwärmens liegt in der beschleunigten Regeneration, dem Vorbeugen von Muskelkater und in der Prophylaxe von Langzeitschäden (z. B. muskuläre Dysbalancen, Fehlstellungen). Zu den Inhalten des Cool-downs zählen das Ausschwingen, das Dehnen und Entspannungstechniken.

Der zeitliche Umfang des Cool-downs hängt von der Dauer und der Intensität der vorherigen Belastung im Workout ab. Auf ein Ausschwingen sollte dabei auf keinen Fall verzichtet werden. Dieses sollte ganz bewusst locker, langsam und entspannt verlaufen. Es fördert den Abtransport von Stoffwechselprodukten (z. B. Laktat = das Salz der Milchsäure) aus dem zuvor beanspruchten Muskelgewebe. Dabei wird eine gute Durchblutung der Muskulatur bei niedriger Beanspruchung aufrechterhalten.

So, wie zu Beginn des Trainings, sollten auch in der Phase des Cool-downs die am stärksten belasteten Muskelgruppen gedehnt werden, wobei allerdings die Dehnungsdauer der einzelnen Muskelgruppen mit ca. 20-30 Sekunden deutlich länger ist. Steht genügend Zeit zur Verfügung, sollte die am stärksten belastete untere Extremitätenmuskulatur ein zweites Mal gedehnt werden. Zusätzlich sollte die Muskulatur aber auch durch Ausschütteln gelockert werden. Insbesondere die stark beanspruchte Beinmuskulatur lässt sich in einer entspannten Rückenlage auf dem Minitrampolin gut ausschütteln.

6.4 HERZFREQUENZZONEN

Es gibt verschiedene Herzfrequenzzonen, in denen man trainieren kann. Dabei sind die Einteilungen und Bezeichnungen nicht immer einheitlich. In den meisten Fällen werden jedoch fünf Zonen mit derselben prozentualen Abstufung vorgegeben. Die meisten Anfänger und nahezu alle unerfahrenen Freizeitsportler wählen zu Beginn eine zu hohe Belastung. Auf diese Art und Weise findet langfristig keine Leistungssteigerung statt und es können durch Überbeanspruchung sogar Verletzungen auftreten.

Tab. 4: Herzfrequenzzonen

Nr.	Name	Maximale Herzfrequenz (MHF)	Trainingsschwerpunkt
Zone 1	Gesundheits-zone	50-60 %	/ Ideal für Anfänger. / Stabilisierung des Herz-Kreislauf-Systems.
Zone 2	Fettverbren-nungszone	60-70 %	/ Verbesserung des Herz-Kreislauf-Systems. / Der Körper verbraucht mehr Fette als Kohlenhydrate.
Zone 3	Aerobe Zone	70-80 %	/ Verbesserung von Atmung und Kreislauf. / Optimal zur Steigerung der Ausdauer (aerobes Training). / Es werden mehr Kohlenhydrate als Fette verbrannt.
Zone 4	Anaerobe Schwellen-Zone	80-90 %	/ Training für Leistungssportler. / Der Sauerstoffbedarf kann nicht mehr gedeckt werden (anaerobes Training). / Verschiebung der anaeroben Schwelle nach oben.
Zone 5	Rote Zone	90-100 %	/ Nur für Hochleistungssportler. / Für Freizeitsportler äußerst gefährlich (Herz).

Beim Rebounding sollte man seine Belastungsintensität so wählen, dass eine aerobe Energiebereitstellung gewährleistet ist. Nur so befinden sich Sauerstoffaufnahme und Sauerstoffverbrauch im Gleichgewicht bzw. im Steady State. Beim scheinbaren Steady State liegt, wie der Name schon sagt, nur ein scheinbares Gleichgewicht vor. Der Sauerstoffverbrauch ist hier etwas größer als der zugeführte Sauerstoffbetrag und es kommt so zu einer geringen Sauerstoffschuld.

Laktat, aerobe und anaerobe Schwelle

Bei körperlichen Belastungen produziert der Körper Laktat. Dieses Abfallprodukt wird nicht von der Skelettmuskulatur, sondern nur im Herzmuskel, der Niere und der Leber abgebaut. Bis zu einer bestimmten Belastungsintensität erfolgt im Körper der Abbau von Laktat schneller als seine Entstehung.

Den Punkt, bei dem das produzierte Laktat gerade noch vom Körper abgebaut werden kann, nennt man **anaerobe Schwelle**. Wird diese überschritten, kann das produzierte Laktat nicht mehr schnell genug vom Körper abgebaut werden und die Laktatwerte steigen im Blut stark an. Eine anhaltende Milchsäurebildung führt zur Übersäuerung des Muskels, wodurch viele biologische Reaktionen in der Muskelzelle gebremst werden. Abbruch oder Reduktion der zu hohen Belastungsintensitäten sind die Folge.

Richtwerte der Laktatkonzentration im Blut (mmol/l):

< 2 mmol/l:	Aerobe Trainingsbelastung
2 mmol/l:	Aerobe Schwelle
4 mmol/l:	Anaerobe Schwelle
> 4 mmol/l:	Anaerobe Trainingsbelastung

Der Bereich zwischen der aeroben Schwelle und der anaeroben Schwelle wird auch als aerob/anaerober Übergangsbereich bezeichnet. Hier halten sich Laktatbildung und -abbau die Waage (vgl. Zintl, 1997).

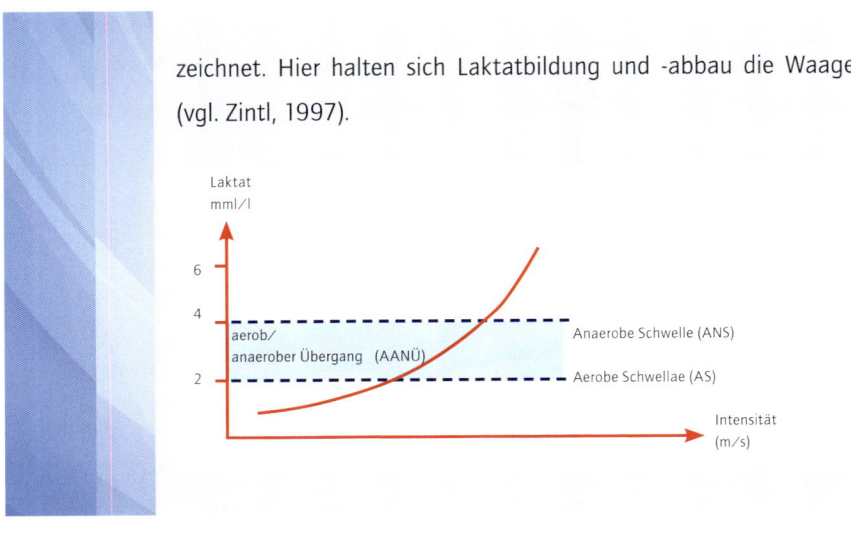

6.5 DER OPTIMALE WORKOUTBEREICH

Zur Berechnung des optimalen Trainingspulses für die verschiedenen Trainingsformen gibt es eine Reihe von verschiedenen Formeln. Pauschalformeln für die Pulsfrequenz besitzen den Nachteil, dass sie das individuelle Pulsverhalten des Einzelnen nicht berücksichtigen. Solche Formeln geben dem Sportler also nur einen groben Anhaltspunkt. Das bedeutet, dass die meisten der in der sportwissenschaftlichen Literatur verfügbaren Pulsfrequenzformeln den individuellen Besonderheiten (Alter, Trainingszustand, Ruhepuls, Maximalpuls, Tagesform) nicht voll gerecht werden.

/ Trimming 130.
/ Herzfrequenz = 180 − Lebensalter (Baum & Hollmann-Formel).
/ Herzfrequenz = 170 − 1/2 Lebensalter + 10 Schläge/ min (Smith & Israel-Formel).

Komplexere Formeln, wie die Karvonen-Formel oder die Formel von Lagerstrøm & Graf, schließen auch die altersabhängige maximale Herzfrequenz und den individuellen, trainingsbedingten Ruhepuls in ihre Berechnung mit ein. Beide kommen zu ganz ähnlichen Ergebnissen. Die Lagerstrøm & Graf-Formel lautet:

/ Belastungspuls = Ruhepuls + [(Maximalpuls − Lebensalter − Ruhepuls) x Intensität %]

Der Maximalpuls sollte, wenn möglich, über eine vorherige Belastungsuntersuchung ermittelt werden. Eine solche Untersuchung stellt bereits das normale Belastungs-EKG beim Hausarzt dar, sodass eventuell darauf zurückgegriffen werden kann. Ist dies nicht der Fall, kann der Maximalpuls aber ebenso theoretisch über folgende Formel ermittelt werden, wobei dies nur als grobe Annäherung für den Maximalpuls zu verstehen ist:

/ Maximalpuls = 220 – Lebensalter für Männer

/ Maximalpuls = 226 – Lebensalter für Frauen

Den Ruhepuls (Herzfrequenz bei absoluter Ruhe) misst man am besten morgens im Bett. Einige Minuten später nach dem Aufstehen ist die Pulsfrequenz bereits erhöht.

Wer sein Körperfett reduzieren will, der trainiert am besten in der Fettverbrennungszone (60-70 % der maximalen Herzfrequenz). Nach der Lagerstrøm & Graf-Formel lässt sich der optimale Pulsfrequenztrainingsbereich wie folgt errechnen:

Eine 36-jährige Frau hat einen Ruhepuls von 70 Schl./ min. Ihr errechneter Maximalpuls (226 - Lebensalter = Maximalpuls) beträgt 190 Schl./min. Von diesem Maximalpuls zieht sie ihren Ruhepuls von 70 Schl./min ab und erhält einen Wert von 120 Schl./ min. Dieser Wert wird dann mit 60 (untere Grenze der Fettverbrennungszone) bzw. mit 70 % (obere Grenze der Fettverbrennungszone) multipliziert und jeweils wieder zum Ruhepuls hinzuaddiert.

Beispiel 1	Beispiel 2
(36-jährige Breitensportlerin)	(60-jähriger Breitensportler)
226 – 36 = 190 (maximale Herzfrequenz)	220 – 60 = 160 (maximale Herzfrequenz)
190 – 70 (Ruhepuls) = 120	160 – 80 (Ruhepuls) = 80
120 x 60 (%) = 72	80 x 60 (%) = 48
120 x 70 (%) = 84	80 x 70 (%) = 56
70 (Ruhepuls) + 72 = 142	80 (Ruhepuls) + 48 = 128
70 (Ruhepuls) + 84 = 154	80 (Ruhepuls) + 56 = 136

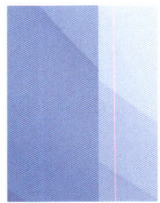

Der empfohlene Trainingspuls liegt also zwischen 142-154 Schlägen/min.

Der empfohlene Trainingspuls liegt also zwischen 128-136 Schlägen/min.

Ein 40-jähriger Läufer oder Fitnesssportler, der in erster Linie auf dem Minitramp trainiert, um seine Grundlagenausdauer zu verbessern (aerobes Training) und sich z. B. auf den nächsten Halbmarathon vorbereiten will, sollte in der aeroben Zone (70-80 % der maximalen Herzfrequenz) trainieren. Nach der Lagerstrøm & Graf-Formel berechnet sich für ihn der optimale Pulsfrequenztrainingsbereich wie folgt:

Beispiel 3

(40-jähriger Läufer)

220 – 40 = 180 (maximale Herzfrequenz)

180 – 60 (Ruhepuls) = 120

120 x 70 (%) = 84

120 x 80 (%) = 96

60 (Ruhepuls) + 84 = 144

60 (Ruhepuls) + 96 = 156

Der empfohlene Trainingspuls liegt also

   zwischen 144-156 Schlägen/min.

HERZFREQUENZMESSGERÄTE

Es spielt keine Rolle ob Sie sich zu den Sport-(Wieder)-Einsteigern, Fitnesssportlern oder Leistungssportlern zählen, für jede Zielgruppe ist die Herzfrequenzmessung mit einem Herzfrequenzmessgerät in jedem Falle sehr sinnvoll. Sie lernen dadurch Ihren Körper und die Reaktionen auf verschiedene Belastungsreize kennen und vermeiden eventuelle negative Überbelastungen. Neben der Herzfrequenz lassen sich auch Kalorienverbrauch und Fitnesszustand kontrollieren. Dabei bieten sich zur ständigen Kontrolle der Pulsfrequenz beim Rebounding die auf dem Markt erhältlichen und leicht handhabbaren Herzfrequenzmessgeräte an.

Bei der nichtapparativen Messung des Pulses nach der Belastung muss berücksichtigt werden, dass Handmessungen den realen Belastungspuls unterschätzen. So liegt der Belastungspuls, insbesondere, wenn nicht während, sondern nach der Belastung gemessen wird, um bis zu 10 Schl./min höher (vgl. Neumann, 1993). Wer trotzdem durch Tasten an der Halsschlagader (Karotispuls) oder am Handgelenk (Radialispuls) seine Herzfrequenz ermitteln will, sollte dies immer direkt nach der Belastung und mit der gleichen Messdauer (10 Sekunden) tun, da ansonsten die Ergebnisse nicht vergleichbar sind.

Im Leistungssport ist die Herzfrequenzmessung seit Jahren als Steuergröße unverzichtbar. Bereits in den 90er Jahren wurde die kabellose Herzfrequenzmessung im Fitness- und Wellnessbereich sukzessive mehr und mehr eingesetzt. Dabei fand verstärkt herzfrequenzgesteuertes Kardiotraining statt und man versuchte zunehmend, die Herzfrequenzmessung in Aerobicstunden zu integrieren. Einhergehend mit dem Siegeszug des Spinnings®, ist die Herzfrequenzmessung im Studio, bei Läufern und bei Walkern alltäglich geworden. Die neuesten Forschungsergebnisse – umgesetzt in neue Technologien (z. B. OwnZone®-Messung von Polar) – ermöglichen ganz einfach eine individuelle und sportartspezifische Trainingssteuerung.

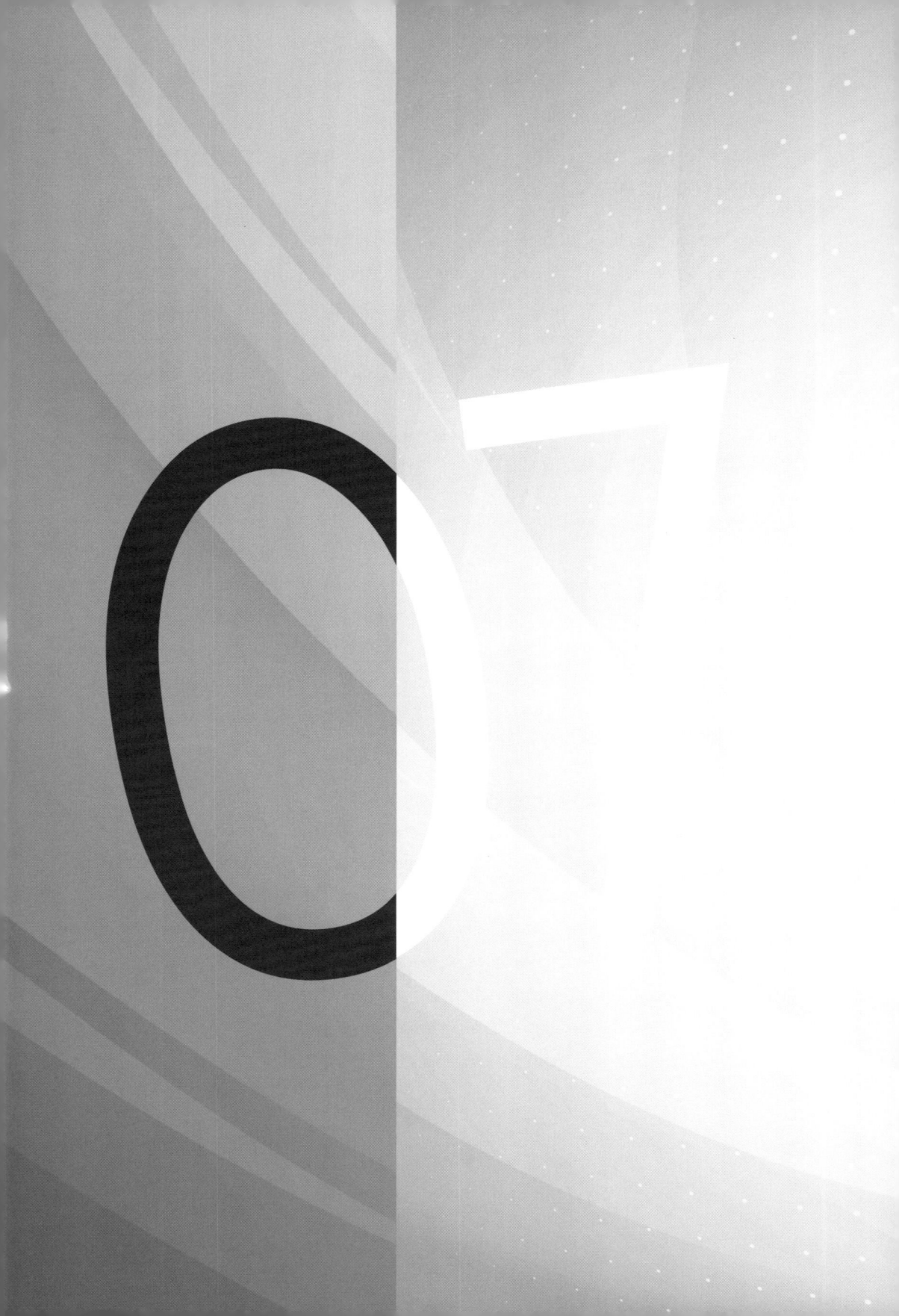

REBOUNDING FÜR JEDERMANN

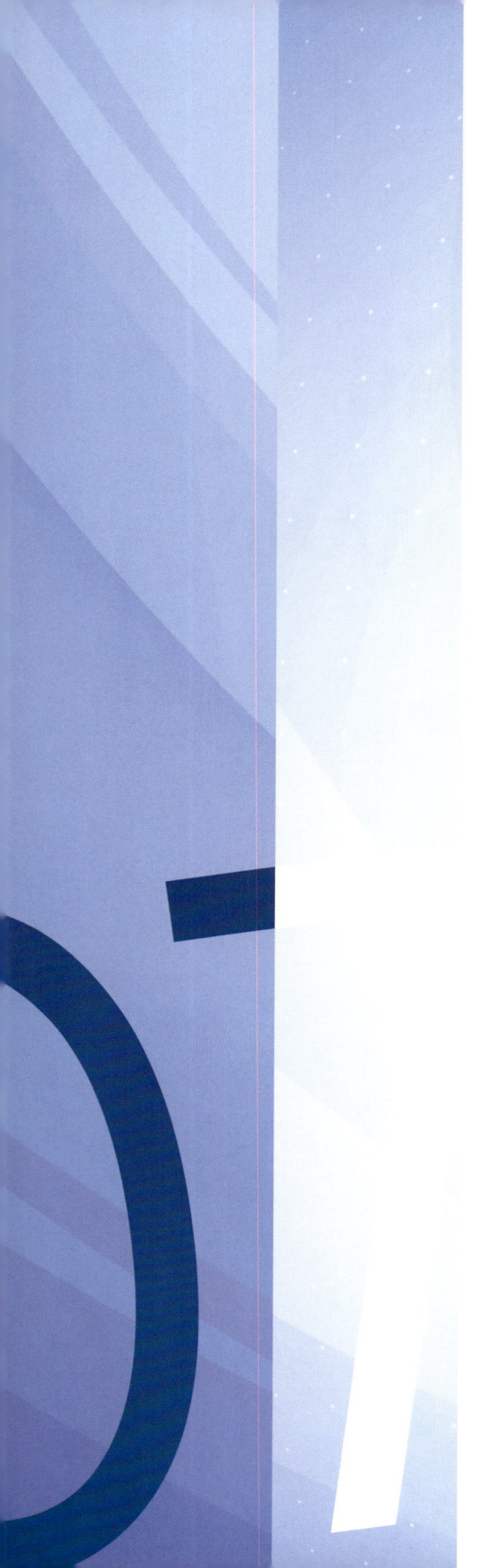

REBOUNDING FÜR JEDER- MANN

Das Training auf einem Minitramp ist nahezu für jedermann geeignet. Wer jedoch gesundheitliche Probleme, wie Herz-Kreislauf-Beschwerden, Gelenk- oder Rückenschmerzen oder Probleme mit dem Bewegungsapparat besitzt, sollte natürlich immer zuerst den Rat seines Arztes einholen. Auch wer schwanger ist, sollte mit seinem Arzt über ein mögliches Training auf dem Minitramp sprechen. In der Folge werden verschiedenste Zielgruppen, für die ein Training auf dem Minitramp besonders empfehlenswert ist, kurz vorgestellt. Die speziellen Tipps für jede Zielgruppe bilden dabei einen groben Anhaltspunkt und können, je nach Leistungsstand und Motivation, variiert werden.

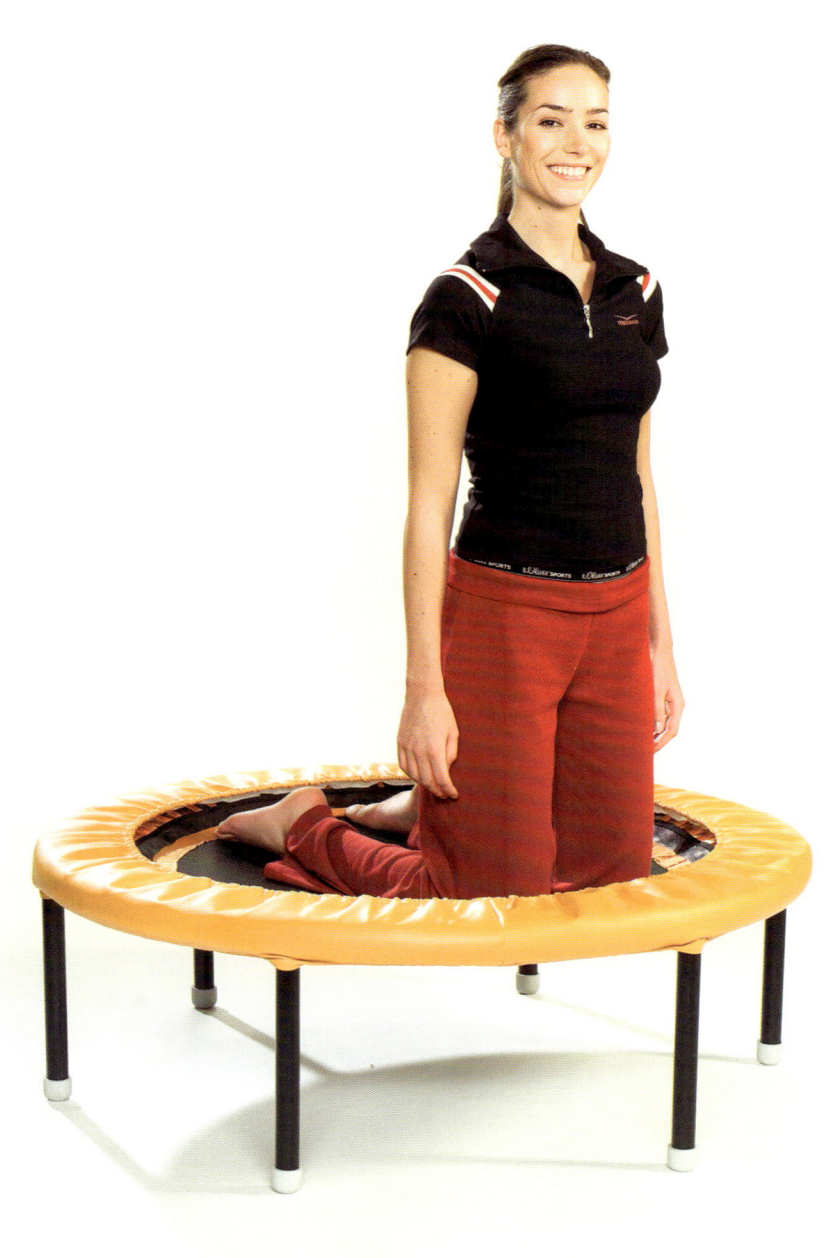

7.1 SPORT-(WIEDER)-EINSTEIGER

Rebounding ist eine ausgesprochen günstige Sportart für den Sportanfänger und den Wiedereinsteiger. Insbesondere die Möglichkeit der feinen Belastungsdosierung durch eine entsprechende Variation der Bewegungsamplitude beim Schwingen macht das Training auf einem Minitramp zu einer optimalen „Anfängersportart". Im Bereich des Anfängertrainings haben sich Intervallaufbauprogramme bewährt. Dabei wird versucht, die kontinuierliche Belastungsdauer durch intervallartige Belastungspausen zu erleichtern und allmählich die Pausenzeiten und -häufigkeiten zu verkürzen.

SPEZIELLE TIPPS FÜR SPORT-(WIEDER)-EINSTEIGER

/ Ärztlicher Gesundheitscheck vor Beginn des Trainings.

/ Minitramp Typ I: Aufhängung mit Stahlfedern.

/ Im Workout steht zunächst das Schwingen und Walken im Vordergrund.

/ Training in den ersten Wochen in der Gesundheitszone: 50-60 % der maximalen Herzfrequenz (MHF).

/ Dann primär Training in der Fettverbrennungszone: 60-70 % der maximalen Herzfrequenz (MHF).

/ Allgemeine Beweglichkeits- und Kräftigungsübungen.

/ Eventuell auch Entspannungsübungen.

7.2 LÄUFER UND FITNESSSPORTLER

Übungen auf dem Minitramp beinhalten in erster Linie Trainingsformen zur Verbesserung der allgemeinen aeroben Grundlagenausdauer und der Kraftausdauer und eignen sich somit für alle Läufer und Fitnesssportler. Es spielt keine Rolle, welcher Leistungsklasse Sie angehören, das Rebounding kann für die genannten Zielgruppen die folgenden Funktionen besitzen:

/ Zusatztraining.
/ Ganzkörpertraining.
/ Vermeidung von Überlastungsschäden.
/ Regenerationstraining.
/ Aufbautraining nach Verletzungen.

Besonders bewährt hat sich das Rebounding für Läufer. Das Wetter ist schlecht, es regnet oder es ist glatt oder es ist bereits zu dunkel zum Laufen; spätestens jetzt macht es sich bezahlt, wenn Sie ein Minitramp daheim haben, denn so bleiben Sie mit Sicherheit im Training. Unabhängig von Wind und Wetter können Sie zu jeder Tageszeit trainieren. Da Läufer häufig nur über eine eingeschränkte Beweglichkeit im Bereich der Bein- und Hüftmuskulatur verfügen, sollte man insbesondere in diesem Bereich entsprechende Beweglichkeitsübungen durchführen.

SPEZIELLE TIPPS FÜR LÄUFER UND FITNESSSPORTLER

/ Minitramp Typ I: Aufhängung mit Stahlfedern.
/ Schwingen und Walken im Warm-up und Cool-down.
/ Im Workout stehen Laufen und Hüpfen im Vordergrund.
/ Training in der Fettverbrennungszone: 60-70 % der maximalen Herzfrequenz (MHF) und der aeroben Zone: 70-80 % der maximalen Herzfrequenz (MHF).
/ Allgemeine Beweglichkeits- und Kräftigungsübungen.
/ Für Läufer vor allem Beweglichkeitsübungen im Bereich der Bein- und Hüftmuskulatur.

7.3 REBOUNDING BEI KNIE- UND RÜCKENBESCHWERDEN

Für Personen mit orthopädischen Beschwerden am Knie- oder Hüftgelenk oder im Bereich der Wirbelsäule bietet Rebounding eine ideale Möglichkeit eines gesundheitsorientierten Fitnesstrainings, da durch die schwingenden Bewegungen erhöhte Druckbelastungen vermieden werden und der passive Bewegungsapparat, also vor allem auch die Knie- und Hüftgelenke sowie der Rücken, entlastet werden. Somit erscheint Rebounding ideal für Personen mit Vorschäden an Gelenken und Wirbelsäule und zur Rehabilitation von orthopädischen Erkrankungen (z. B. bei Knie- und Hüftproblemen). Die Trainingsintensität in dieser Zielgruppe ist sehr unterschiedlich und richtet sich zum einen nach den Beschwerden und zum anderen nach dem Leistungsstand des einzelnen Sportlers.

Als besonders günstig hat sich das Rebounding für den großen Personenkreis mit Rückenleiden erwiesen. So ist das Schwingen auf einem weichen Minitramp für Personen mit Rückenbeschwerden wesentlich schonender als eine Belastung beim Gehen oder Laufen. Außerdem fördert das Schwingen am Ort mit einem Wechsel an Be- und Entlastung der Bandscheiben ihre Durchblutung. So hat ein regelmäßiges Training auf dem Minitramp für Personen mit Rückenbeschwerden folgende Effekte:

/ Kräftigung der gesamten Rumpfmuskulatur.
/ Verbesserte Durchblutung der gesamten Oberkörpermuskulatur.
/ Zunahme der Beweglichkeit im Bereich der Wirbelsäule.
/ Verstärkte Durchblutung der Bandscheiben.
/ Verringerung der Muskelverspannungen und Schmerzen im Bereich des Nackens und der Schulterregion.

Besonders bei Personen mit Rückenproblemen ist auf die richtige gelenkschonende und rückengerechte Haltung zu achten. Fehler bei der Grundhaltung sollten unbedingt vermieden werden. So sollte ständig auf eine leichte Beckenkippung nach vorne und auf einen etwas eingezogenen Bauch zur Vermeidung eines zu starken Hohlkreuzes geachtet werden. Günstig für diese Zielgruppe ist auch die Durchführung von Koordinations-, Kräftigungs- und Beweglichkeitsübungen, da hier die Rückenmuskulatur vermehrt trainiert wird und Dysbalancen zwischen der gesamten Halte- und Bewegungsmuskulatur des Körpers, die eine Rückenschmerzsymptomatik in hohem Maße verstärken können, abgebaut werden.

Im Mittelpunkt eines „Knietrainings" steht nahezu immer die Kräftigung der beteiligten Muskelgruppen. Insbesondere die Kräftigung der unteren Extremitätenmuskulatur führt zur Schmerzlinderung. Das Rebounding trainiert die kniegelenkstabilisierende Muskulatur auf eine gelenkschonende Weise.

Da Kniebeschwerden genauso wie Rückenbeschwerden durch Ungleichgewichte zwischen Halte- und Bewegungsmuskulatur (muskuläre Dysbalancen) unterstützt werden können, sollten auch hier Kräftigungs- und Beweglichkeitsübungen nicht fehlen. Ebenso sollte dieser Personenkreis alle Bewegungen, die mit einer zu hohen Druckbelastung verbunden sind, wie z. B. Laufen und Hüpfen, zunächst vermeiden. Das Schwingen steht also bei dieser Zielgruppe im Vordergrund.

SPEZIELLE TIPPS FÜR PERSONEN MIT KNIE- UND RÜCKENBESCHWERDEN

- / Ärztlicher Gesundheitscheck vor Beginn des Trainings.
- / Minitramp Typ II: Aufhängung mit Gummiseilen.
- / Im Workout steht Schwingen und Walken im Vordergrund.
- / Training in den ersten Wochen in der Gesundheitszone: 50-60 % der maximalen Herzfrequenz (MHF).
- / Dann primär Training in der Fettverbrennungszone: 60-70 % der maximalen Herzfrequenz (MHF).
- / Allgemeine Beweglichkeits- und Kräftigungsübungen.
- / Eventuell auch Entspannungsübungen.
- / Bei Übergewicht Ernährungstipps beachten (vgl. Kap. 7.9).
- / Eventuell Extratraining mit dem Flexband, um bestimmte Muskelgruppen noch zusätzlich ganz gezielt zu kräftigen.

7.4 CELLULITEPROBLEME – REBOUNDING STÄRKT DAS LYMPHSYSTEM

Die einfachste Erklärung für Cellulite lautet: aufgeblähte Fettzellen im Unterhautfettgewebe an Beinen, Gesäß, Bauch und Oberarmen. Seit einigen Jahren leiden vor allem zunehmend auch junge Frauen an Cellulite. Aber auch immer mehr Männer sind davon betroffen. Die Ursachen für ein schwaches Bindegewebe und die Entstehung von Orangenhaut (= Cellulite) liegen meist in falscher, übermäßiger Ernährung und Nahrungsgiften, die sich im Körper anlagern. Aber auch der weibliche Hormonhaushalt und Bewegungsmangel sind als Ursachen zu sehen.

Normalerweise haben Fettzellen eine Größe von 1-2 mm. Bei Cellulite können sie jedoch auf das Zehnfache ihrer ursprünglichen natürlichen Größe anschwellen, da sie vom Bindegewebe nicht mehr in der Unterhaut festgehalten werden. Die Östrogene, die weiblichen Geschlechtshormone, sind dafür verantwortlich, dass bei Frauen das Depotfett bevorzugt an Schenkeln und Gesäß abgelagert wird. In den aufgeblähten Fettzellen lagern sich die Reste des Stoffwechsels ab. Diese überflüssigen Stoffwechselprodukte müssen über das Lymphsystem und nicht über den Blutkreislauf abtransportiert werden. Da aber aufgeblähte Fettzellen den Abfluss der Lymphe zusätzlich erschweren, schwillt das umliegende Bindegewebe noch weiter an.

Wie kann man diesem Teufelskreislauf entkommen? Neben einer ausgewogenen und qualitativ und quantitativ guten Ernährung sollte man sich ausreichend bewegen, denn die Lymphe fließt nicht von selbst, sondern nur, wenn man sich ausreichend bewegt. Man spricht hier auch von der sogenannten **Muskelpumpe**, d. h., die Muskeln drücken von innen die Lymphgefäße gegen die Haut nach außen und unterstützen somit den Lymphfluss.

WARUM WIRKT ABER GERADE DAS REBOUNDING SO POSITIV AUF UNSER LYMPHSYSTEM?

Im Vergleich zu unserem Blutkreislauf fließt unsere Lymphe viel langsamer (1,5-2,5 l in 24 Stunden). Übungen auf dem Minitramp regen durch die muskuläre Aktivierung (Muskelpumpe), insbesondere im Bereich der unteren Extremitäten, den venösen und lymphatischen Rückfluss enorm an. Die Transportkapazität unseres Lymphsystems lässt sich so um ein Vielfaches steigern. Rebounding wirkt im Prinzip wie eine Lymphdrainage. Lymphstaus verschwinden wie von selbst. Bei kaum einer anderen Sportart findet ein so umfassender Zelldruckwechsel statt wie beim Rebounding. Beim Schwingen oder Hüpfen in die Höhe dehnen sich die Zellen aus und nehmen Flüssigkeit auf. Nur kurz darauf, bei der Landung in der Sprungmatte, werden alle Körperzellen wieder zusammengedrückt und die überschüssige Flüssigkeit wird aus den Zellen ins Lymphsystem gepresst.

Um diesen Effekt zu unterstützen, sollte man generell auf eine ausreichende Flüssigkeitszufuhr achten, denn nur so können die anfallenden Abbauprodukte auch optimal über die Nieren ausgeschieden werden. Bewegungstherapeutische Übungen mit Ödempatienten sollten nur nach ärztlicher Anweisung und mit einem speziell ausgebildeten Therapeuten durchgeführt werden. Rebounding fördert die Entgiftung unseres Körpers, unterstützt den Fettabbau und sorgt für eine Straffung von Haut und Bindegewebe.

SPEZIELLE TIPPS BEI CELLULITE

/ Minitramp Typ I: Aufhängung mit Stahlfedern.

/ Schwingen im Warm-up und Cool-down.

/ Im Workout steht Walken, Laufen und Hüpfen im Vordergrund.

/ Training die meiste Zeit in der Fettverbrennungszone: 60-70 % der maximalen Herzfrequenz (MHF).

/ Allgemeine Beweglichkeits- und Kräftigungsübungen.

/ Auf eine genügende Flüssigkeitszufuhr achten, um die entgiftende Wirkung des Reboundings zu unterstützen.

/ Ernährungstipps beachten (vgl. Kap. 7.9).

7.5 REBOUNDING BEI DIABETISCHER STOFFWECHSELLAGE

Heute weist in der Bundesrepublik Deutschland ca. 4 % der Bevölkerung eine diabetische Stoffwechsellage auf, von denen nach Berg (1992, S. 289) etwa 90 % dem Typ II zuzuordnen sind. Für das Gesundheitswesen entsteht daraus eine stetig ansteigende Belastung. Daher sind insbesondere präventive und verhaltensbezogene Maßnahmen angezeigt, um der Zivilisationskrankheit Diabetes mellitus entgegenzuwirken. In diesem Zusammenhang wird der sportlichen Aktivität eine bedeutende Rolle zugeschrieben.

Sport oder auch einfach nur Bewegung ist als Bestandteil einer fortlaufenden Diabetestherapie zu sehen und trägt im Verbund mit der Diät und einer medikamentösen Einstellung zu einer wesentlichen Verbesserung des Krankheitsbildes bei. Dies bezieht sich vor allem auf die Entwicklung schwerwiegender Komplikationen, die mit Diabetes mellitus verbunden sind. Diesen zu begegnen oder sie zumindest einzuschränken, ist das Ziel einer therapeutischen Behandlung. Besondere Bedeutung kommt hierbei dem Effekt einer langfristigen Veränderung des Lebensstils zu. Die Integration des Sports in den Lebensalltag erhöht nachweislich das Bewusstsein für den eigenen Körper, was als wichtiger Faktor angesehen werden kann, um mit der Stoffwechselkrankheit umgehen zu können.

Sportliche Betätigung gilt neben der Diät und einer medikamentösen Behandlung als eine der drei Säulen der Diabetestherapie, insbesondere für den Altersdiabetiker. Dazu eignet sich ein Ausdauertraining bei mittlerer Intensität am besten (Hackfort & Kriegel, 1997). Somit erscheinen also auch Übungen auf dem Minitramp als ein gut dosierbares Ausdauertraining für diese Zielgruppe als sehr empfehlenswert. Um die positiven Effekte für Diabetiker wie eine erhöhte Insulinsensitivität, Senkung des Blutzuckerspiegels und damit eine Senkung des Insulinbedarfs tatsächlich zu erreichen, ist allerdings ein sehr regelmäßiges Training erforderlich. Eine fach- und sportärztliche Untersuchung sollte vor der Aufnahme eines Trainings unbedingt erfolgen.

SPEZIELLE TIPPS FÜR DIABETIKER

/ Ärztlicher Gesundheitscheck vor Beginn des Trainings.

/ Minitramp Typ I: Aufhängung mit Stahlfedern; bei Gelenk- oder Rückenproblemen Minitramp Typ II: Aufhängung mit Gummiseilen.

/ Im Workout steht Schwingen und Walken im Vordergrund.

/ Training in den ersten Wochen in der Gesundheitszone: 50-60 % der maximalen Herzfrequenz (MHF).

/ Dann primär Training in der Fettverbrennungszone: 60-70 % der maximalen Herzfrequenz (MHF).

/ Allgemeine Beweglichkeits- und Kräftigungsübungen.

/ Eventuell auch Entspannungsübungen.

/ Ernährungstipps beachten (vgl. Kap. 7.9).

/ Auf ein regelmäßiges Training von mindestens 4-5 x in der Woche achten.

7.6 REBOUNDING ALS OSTEOPOROSEPROPHYLAXE

Das Knochengerüst des Menschen wird von Geburt an über die Pubertät hinaus bis zum jungen Erwachsenenalter stetig aufgebaut. Bis etwa zum 30. Lebensjahr dominiert der Knochenaufbau, während nach dem 35. Lebensjahr der Knochenabbau überwiegt. Unter Osteoporose versteht man eine Verminderung der Knochenmasse sowie eine poröse Knochenstruktur mit der Folge einer erhöhten Knochenbrüchigkeit. Die Osteoporose betrifft vor allem Frauen ab den Wechseljahren.

Eine Ursache der Osteoporose ist mangelnde Bewegung und mangelnde körperliche Arbeit, also eine entsprechende Belastung unserer Knochen. Sportliche Bewegung, wie z. B. das Rebounding, trainiert nicht nur die Muskulatur, sondern festigt ebenfalls die Knochenstruktur. Durch ein Training auf dem Minitramp werden unsere Knochen und Gelenke gestärkt, da der Knochenteil zwischen Stamm und Knorpel stimuliert wird und so ein maximales Wachstum des Knochens ermöglicht.

Auch bei schon vorhandener Osteoporose kann sportliche Aktivität helfen, den Knochenabbau zu bremsen, da Kalzium bei ausreichender sportlicher Bewegung besser in die Knochen eingebaut werden kann. Neben einer Kalzium- und Vitamin D-reichen Ernährung besteht vor allem in einer regelmäßigen körperlichen Bewegung eine wichtige präventive Funktion. Die zyklischen, d. h. immer wieder gleichen Bewegungen beim Rebounding besitzen keine besonders hohen Druckbelastungsspitzen. Regelmäßiges Rebounding kann zu einer Erhöhung der Knochendichte führen und ist somit ein wichtiger prophylaktischer Beitrag zur Verhinderung von Osteoporose. Wer übrigens in der Jugend ein kräftiges Knochengerüst durch Sport und gesunde Ernährung aufgebaut hat, hat im Alter ein deutlich geringeres Osteoporoserisiko. Auch für die hier beschriebene Zielgruppe ist die Rücksprache mit dem Arzt vor Beginn eines Trainings selbstverständlich.

SPEZIELLE TIPPS BEI OSTEOPOROSE

- Ärztlicher Gesundheitscheck vor Beginn des Trainings.
- Minitramp Typ II: Aufhängung mit Gummiseilen.
- Im Workout steht Schwingen und Walken im Vordergrund.
- Training in den ersten Wochen in der Gesundheitszone: 50-60 % der maximalen Herzfrequenz (MHF).
- Dann primär Training in der Fettverbrennungszone: 60-70 % der maximalen Herzfrequenz (MHF).
- Allgemeine Beweglichkeits- und Kräftigungsübungen.
- Eventuell auch Entspannungsübungen.
- Ernährungstipps beachten (vgl. Kap. 7.9).
- Vor allem auf eine Kalzium- und Vitamin D-reiche Ernährung achten.

7.7 REBOUNDING FÜR JUNG UND ALT

Kinder machen es uns immer wieder vor: Sie nutzen die federnde Wirkung ihrer Bett-matratze und wippen, hüpfen und springen, auch wenn man es ihnen untersagt. Auf sie üben Trampoline eine große Faszination aus. Für die psychomotorische Entwicklung von Kindern und Jugendlichen ist es entscheidend, genügend Bewegungs- bzw. Trai-ningsreize zu setzen. Als Entwicklung wird dabei die Summe der durch innere und äuße-re Faktoren beeinflussten Wachstums- und Differenzierungsvorgänge des Organismus verstanden, welche sich in den einzelnen   Entwicklungsphasen abspielen. Diese bilden Abschnitte eines einheitlichen Entwicklungsverlaufs, die aufgrund von verschiedenen Entwicklungsmerkmalen unterschieden werden können. Dabei muss man berücksichti-gen, dass Entwicklung und das damit verbundene Lernen nicht kontinuierlich, sondern schubweise erfolgt. So ist es ganz normal, dass Kinder manchmal über einen längeren Zeitraum hinweg auch bei sportlichen Bewegungsabläufen scheinbar nichts hinzuler-nen (Lernplateau).

Darauf folgt ein plötzlicher Lernzuwachs innerhalb kürzester Zeit. Bei der körperlichen Entwicklung überlagern sich biologische und erzieherische Faktoren. So lernen sportlich gut ausgebildete Kinder bestimmte Übungen oder sportliche Techniken viel schneller als Kinder, die in einer weniger sportiven Umwelt aufwachsen. Es spielt also weniger das mangelnde Talent eine Rolle, sondern es sind vielmehr die nicht entsprechend trai-nierten konditionellen (Kraft, Ausdauer, Schnelligkeit und Beweglichkeit) und koordina-tiven Grundvoraussetzungen.

Ein Minitrampolin in den eigenen vier Wänden oder im Garten fördert die psychomoto-rische Entwicklung Ihres Kindes auf spielerische Weise. Insbesondere die koordinativen Fähigkeiten, wie z. B. Reaktion und Gleichgewichtssinn, werden trainiert. Der große Vor-teil dabei: Sie müssen Ihre Kinder erst gar nicht motivieren oder auffordern, bestimmte Übungen durchzuführen. Sie hüpfen, laufen und schwingen auf ihrem Minitrampolin von ganz alleine, und das häufig auch mehrmals am Tag.

Aufgrund ihrer Neugierde und Experimentierfreudigkeit versuchen sie immer wieder von neuem ganz verschiedene, zum Teil auch akrobatische Übungen. Typische Übungen, welche Kinder auf dem Minitramp durchführen, sind:

/ Hampelmann.

/ Rückenschaukel.

/ Popohüpfer (auf dem Po sitzen und schwingen oder hüpfen; die Füße stehen entweder auf dem Boden oder die Beine sind zum Oberkörper herangezogen).

/ Kniehüpfer.

/ Hüpfen mit Drehungen.

/ Einbeinschwingen.

/ Flugzeug (auf einem Bein stehend, die Arme ausbreiten und ein Bein waagerecht nach hinten strecken).

Verbesserung der motorischen Leistungen bei Kindern durch Trampolinübungen

In einer Studie der bayerischen Julius-Maximilians-Universität Würzburg mit 25 Kindergartenkindern, welche über einen Zeitraum von neun Wochen ein regelmäßiges Übungsprogramm auf einem hochelastischen Trampolin (Medi-Swing) absolvierten, verbesserten sich die motorischen Leistungen der Kinder signifikant gegenüber einer Kontrollgruppe ohne Trampolinübungen, die dafür aber gleichzeitig ein normales sportpädagogisches Kindertraining mit herkömmlichen Methoden absolvierte. Die „Trampolinkinder" (Stadtmitte) hatten als Ausgangsniveau den „motorischen Quotienten" 95, eine geringere Leistungsfähigkeit als die „Kontrollkinder" (Stadtrand), die 98 vorweisen konnten. Nach neun Wochen hatte die „Trampolinkindergruppe" mit einem „motorischen Quotienten" von 107 die „Kontrollkindergruppe" mit 103 deutlich überholt. Durch den hohen Spaßfaktor wurde das hochelastische Trampolin von den Kindern immer wieder freiwillig zum Spielen und Schwingen benutzt. Sie haben damit unbewusst ihre koordinativen Fähigkeiten verbessert und ihre Kondition gesteigert (vgl. Anonym, 2005).

Bereits im Alter von 2-3 Jahren können Kinder mit ihren ersten Hüpfversuchen auf dem Minitrampolin beginnen. Besonders für Kinder im Vorschulalter (3-6 Jahre) und im frühen (7-10 Jahre) und späten Schulkindalter (10-12 Jahre) ist das Minitramp optimal, denn in diesen Entwicklungsstufen ist das Training der koordinativen Fähigkeiten wichtiger als das der Kondition. Hierbei ist vor allem die Rhythmisierungs- und die Gleichgewichtsfähigkeit zu schulen. Werden die sensiblen Phasen der besonders zügigen Verbesserung der koordinativen Fähigkeiten und der Stabilisierung bestimmter technischer Fertigkeiten verpasst, lässt sich dieses Defizit nicht mehr vollständig aufholen. In diesen Entwicklungsstufen besteht ein hoher Bewegungs- und Spieldrang sowie eine große Lern- und Wissbegier (vgl. Schmidt & Roschinsky, 2002a).

In der Pubeszenz, der ersten Phase der Pubertät (12-14 Jahre), kommt es, unter dem Einfluss der verstärkten Bildung von Geschlechtshormonen, zu einem schubartigen zweiten Gestaltwandel. Dieser setzt bei Mädchen 1-2 Jahre früher ein als bei Jungen. Interindividuelle Unterschiede verstärken sich durch die Akzeleration (= Beschleunigung) und die Retardation (= Verzögerung) noch, da nicht bei allen Kindern das kalendarische Alter mit dem biologischen Alter übereinstimmt.

Bei Akzelerierten eilt die körperliche und geistige Entwicklung und die Reife dem kalendarischen Alter voraus, beim Retardierten ist sie verzögert (vgl. Hahn, 1982). Aufgrund der Disproportionen (= Missverhältnis) zwischen den Gliedmaßen und dem Rumpf kommt es in dieser Phase der Umstrukturierung der motorischen Fähigkeiten und Fertigkeiten zu teilweise gravierenden Koordinationsstörungen. Dennoch sollte dieser Zeitabschnitt nicht als Schonraum und als sportfreie Zeit bewertet werden.

Auch Jugendliche verbessern durch regelmäßige Bewegung auf dem Minitramp ihre Kondition, Koordination und stärken ihr Selbstbewusstsein und Selbstvertrauen (vgl. Schmidt & Roschinsky, 2002b).

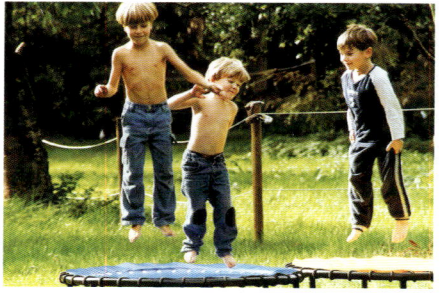

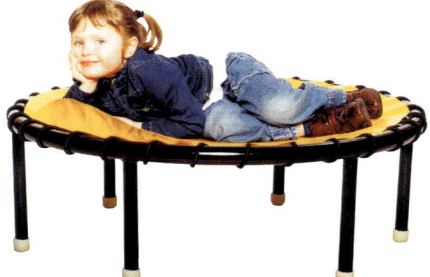

Foto 63: Rebounding im Garten

Foto 64: Kinder auf dem Minitramp

SPEZIELLE TIPPS FÜR KINDER

/ Minitramp Typ I: Aufhängung mit Stahlfedern oder Minitramp Typ II: Aufhängung mit Gummiseilen.

/ Der kindlichen Neugierde und Experimentierfreudigkeit gerecht werden.

/ Viel selbst ausprobieren lassen.

/ Übungen mit Bällen und Luftballons integrieren.

/ Bei Hyperaktivität oder Konzentrationsschwierigkeiten Entspannungsübungen einbauen.

Alterungsvorgänge des Menschen sind gekennzeichnet durch eine verminderte Adaptations- und Leistungsfähigkeit. Nach Hollmann & Liesen (1986, S. 356) sind für den älteren Menschen die Sportarten optimal, die mit einem Minimum an organischer Belastung zu einem Maximum an gesundheitlich wünschenswerter Adaptation führen.

Sie sollten bei geringer Laktatproduktion und geringen Blutdruckanstiegen eine möglichst große Sauerstoffaufnahme während der Belastung gewährleisten. Um dies zu erreichen, eignen sich für diese Zielgruppe insbesondere gut dosierbare und zugleich gelenkschonende Sportarten, wie z. B. Rad fahren, Wandern, Nordic Walking, Aquajogging und Übungen auf dem Minitramp.

Neben der Verbesserung der allgemeinen und kardiopulmonalen Leistungsfähigkeit sollten besonders im Seniorensport auch die Hauptbeanspruchungsformen Kraft, Beweglichkeit und Koordination trainiert werden, da diese grundlegende Bedeutung für eine Vielzahl von Alltagsanforderungen, wie z. B. Treppensteigen, Haarkämmen usw. besitzen. Bei gymnastischen Übungen, die besonders in dieser Zielgruppe sehr beliebt sind, sollten Übungen zur Kräftigung der großen Muskelgruppen sowie zur Erhaltung bzw. Verbesserung der Gelenkbeweglichkeit, Reaktionsübungen und Übungen zur Verbesserung des statischen und dynamischen Gleichgewichts im Vordergrund stehen.

Die in dieser Zielgruppe häufig verbreiteten Vorschädigungen, wie z. B. Rücken- und Kniebeschwerden, koronare Herzerkrankungen und Diabetes, sind bei der Wahl des richtigen Minitramps (Typ II: Aufhängung mit Gummiseilen) und bei der Auswahl der Übungen entsprechend zu berücksichtigen.

SPEZIELLE TIPPS FÜR SENIOREN

- ⁄ Ärztlicher Gesundheitscheck vor Beginn des Trainings.
- ⁄ Minitramp Typ II: Aufhängung mit Gummiseilen.
- ⁄ Unsichere Personen mit eingeschränktem Gleichgewichtsgefühl sollten mit zusätzlichem Haltegriff trainieren (beim Kauf auf das passende Modell achten).
- ⁄ Im Workout steht Schwingen und Walken im Vordergrund.
- ⁄ Training in den ersten Wochen in der Gesundheitszone: 50-60 % der maximalen Herzfrequenz (MHF).
- ⁄ Dann primär Training in der Fettverbrennungszone: 60-70 % der maximalen Herzfrequenz (MHF).
- ⁄ Allgemeine Beweglichkeits- und Kräftigungsübungen.
- ⁄ Eventuell auch Entspannungsübungen.

7.8 REBOUNDING ZUR STRESSREDUKTION

Der menschliche psychophysische Organismus muss sich den immer zahlreicher werdenden Stresssituationen anpassen. Da sich jedoch die auf den Menschen eintreffenden Reize in den letzten Jahrzehnten vervielfacht haben (Reizüberflutung) und sich die Unfähigkeit zur Entspannung bei den meisten Menschen immer mehr erhöht, steigt auch die Anzahl von nervösen und psychovegetativen Störungen. Die konkreten Formen, in denen sie sich äußern, sind sehr unterschiedlich. Sie reichen vom Erschöpfungszustand über quälende Schlafstörungen, Kopfschmerzen, Verspannungen und Konzentrationsschwierigkeiten bis zu aggressivem Verhalten und zur Depressivität. Dabei ist meistens auch eine Kombination dieser Symptome anzutreffen.

Als Stress wird ein in der gegenwärtigen Zeit immer häufiger auftretendes Phänomen bezeichnet, welches sich durch physische und/oder geistige Erschöpfung oder ein Gefühl der ständigen Überlastung und des Kontrollverlusts aufgrund subjektiv nicht zu bewältigender Aufgaben und Probleme auszeichnet (vgl. Röthig, 1992). Die Zusammenhänge und genauen Ursachen von Stress sowie die Beeinflussungsmöglichkeiten sind wissenschaftlich noch nicht vollständig geklärt.

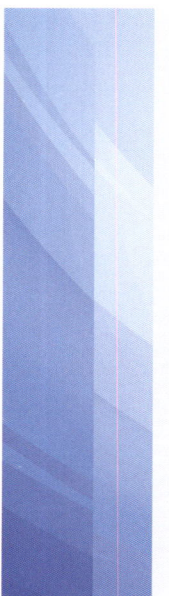

Stressbegriff nach Selye (1974)

Fast jeder spricht heute von Stress und glaubt zu wissen, was damit gemeint ist. In Anlehnung an die englische Umgangssprache (stress = Druck, Belastung) verstehen die meisten unter dem Begriff **Stress** etwas, das auf den Körper einwirkt (z. B. Arbeit, Lärm, Hitze) und der Gesundheit schadet. Diese Ansicht hat allerdings wenig mit der wissenschaftlichen Definition aus Psychologie und Medizin gemeinsam.

Der wohl berühmteste Stressforscher Hans Selye hat bereits 1936 in Tierexperimenten nachgewiesen, dass unterschiedliche Reize

zu denselben physiologischen Reaktionen führen. Diese Reaktionen nannte er Stress und definierte diesen Terminus als eine unspezifische Reaktion des Körpers auf bestimmte Umwelteinflüsse (Stressoren). Dabei wird bekanntlich zwischen einem leistungsfördernden positiven Stress, dem Eustress, und einem gesundheitsgefährdenden negativen Stress, dem Disstress, unterschieden (vgl. Miller, 1990, S. 23). Aus einem Zuviel an Eustress entsteht Disstress, wenn die Stressbelastungen einerseits zu lange anhalten und andererseits keine Erholungsphasen bzw. keine entsprechenden Muskelbetätigungen stattfinden.

Körperliche Bewegung bzw. Sport stellt ein mögliches Mittel unter vielen dar, welches sich stressreduzierend auswirken kann. Dabei spielen die mit dem Sport verbundenen Begleiterscheinungen, wie z. B. Sozialkontakte, Gruppenerleben, „Wegsein" vom Arbeitsplatz, mitunter eine bedeutendere Rolle bei der Verbesserung des Befindens bzw. einer Stressreduktion als der Sport selbst. Es können daher zur Zeit auch keine allgemein gültigen Anweisungen gegeben werden, wie Sport, also z. B. das Training auf dem Minitrampolin, durchzuführen ist, damit er sich möglichst stressreduzierend und positiv auf das Befinden auswirkt. Aus diesem Grund treffen die folgenden Tipps nicht für alle, welche durch Rebounding ihren Stress reduzieren wollen, zu.

SPEZIELLE TIPPS ZUR STRESSREDUKTION

/ Minitramp Typ I: Aufhängung mit Stahlfedern oder Minitramp Typ II: Aufhängung mit Gummiseilen.
/ Schwingen und Walken im Warm-up und Cool-down.
/ Im Workout steht Laufen und Hüpfen im Vordergrund.
/ Das Training sollte, je nach Fitness und Motivation, eher im unteren bis mittleren Bereich liegen, also in der Gesundheitszone: 50-60 % oder in der Fettverbrennungszone: 60-70 % der maximalen Herzfrequenz (MHF).

/ Die Belastungsdauer sollte so gewählt werden, dass sich kein subjektives Überlastungsgefühl einstellt.

/ Zu Beginn sollte man versuchen, während des Trainings bewusst durch den Bauch zu atmen.

/ Allgemeine Beweglichkeits- und Kräftigungsübungen.

/ Musikuntermalung.

/ Entspannungsübungen.

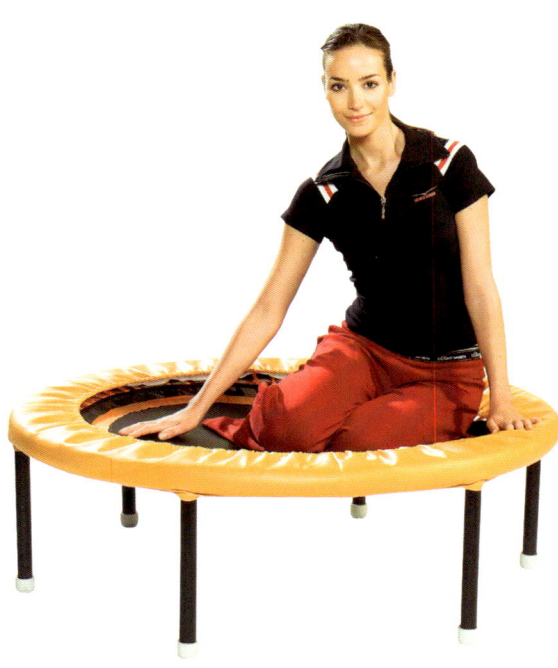

Diese Empfehlungen gelten aber nur, solange man sich dabei auch wohl fühlt. Ein subjektiv positives Belastungsempfinden, d. h. das generelle Wohlfühlen bei der sportlichen Tätigkeit, ist für diesen Personenkreis wichtiger als das Erreichen bestimmter Belastungen oder das Durchführen bestimmter Übungen. Dies bedeutet, dass man das tun bzw. durchführen sollte, was einem persönlich Spaß macht. Dazu können zwischendurch durchaus Einheiten mit hoher Intensität, wie z. B. intensive Intervalle, gehören, auch wenn sie zunächst dem Grundsatz eher geringerer Belastungen widersprechen.

7.9 REBOUNDING BEI ÜBERGEWICHT

Sie haben Übergewicht? Dann haben Sie nun eine wirkliche Chance, dieses durch regelmäßige Bewegung auf Ihrem Minitramp dauerhaft zu reduzieren. Versuchen Sie es am besten mit der Kombination von einer fettärmeren und quantitativ sowie qualitativ gesunden Ernährung mit einem regelmäßigen, wenn möglich, täglichem Training auf Ihrem Rebounder. Der Erfolg wird nicht ausbleiben. Dennoch sollte das anvisierte Ziel einer Gewichtsreduktion realistisch sein; zu hoch gesteckte Ziele wirken oft demotivierend, wenn sie nicht erreicht werden (1 kg Gewichtsverlust in 2-3 Wochen ist für viele realistisch).

Wer es ganz genau nehmen will, der sollte ein Ernährungsprotokoll anlegen, denn so kann man am besten feststellen, wo die Schwachstellen in der Ernährung liegen (z. B. zu viel Süßes, zu viel Fett, zu viel Alkohol). Auch eine Umstellung des Ernährungsverhaltens bedeutet für viele vor allem eine qualitative Veränderung des Essverhaltens. Trinken Sie pro Tag mindestens 3 l Mineralwasser oder ungesüßte Kräuter- und Früchtetees. Verzichten Sie auf zuckerhaltige Limonaden und Fruchtsaftgetränke.

Auch alkoholische Getränke liefern viele Kalorien. Für den Hunger zwischendurch eignet sich gut Obst und rohes Gemüse, da es den Magen füllt, wichtige Mineralstoffe und Vitamine enthält und nur wenige Kalorien liefert. Verzichten Sie auf zu fettreiche Lebensmittel; wählen Sie stattdessen z. B. fettarmen Käse, fettarme Milch und fettarme Wurst. Achten Sie dabei besonders auf versteckte Fette in Nüssen, Wurst- und Fleischwaren. Essen Sie nicht aus Langeweile kalorienreiche Knabbereien (z. B. Chips, Erdnüsse, Pralinen).

Man sollte grundsätzlich langsam essen. Unser Gehirn registriert erst nach 15-20 Minuten die ersten Sättigungssignale aus dem Stoffwechsel. Nehmen Sie Kohlenhydrate in Form von Vollkornprodukten, Reis, Nudeln oder Kartoffeln zu sich. Um ein starkes Hungergefühl zu dämpfen, trinken Sie vor der Mahlzeit ein Glas Wasser.

Spezielle Tipps für Übergewichtige beim Rebounding und Ernährungstipps

Tipps beim Rebounding

- Ärztlicher Gesundheitscheck.

- Bei starkem Übergewicht oder Gelenk- oder Rückenproblemen Mi-nitramp Typ II: Aufhängung mit Gummiseilen.

- Im Workout steht Schwingen und Walken im Vordergrund.

- Training in den ersten Wochen in der Gesundheitszone: 50-60 % der maximalen Herzfrequenz (MHF).

- Dann primär Training in der Fettverbrennungszone: 60-70 % der maximalen Herzfrequenz (MHF).

- Allgemeine Beweglichkeits- und Kräftigungsübungen.

- Eventuell auch Entspannungsübungen.

FATBURNING UND DAUERHAFTE GEWICHTSREDUZIERUNG

Spezielle Ernährungstipps

- Ernährungsprotokoll anlegen.

- Ernährungsverhalten ändern.

- Trinken Sie täglich mehrere Liter Wasser.

- Bewusst essen.

- Fettes Essen meiden.

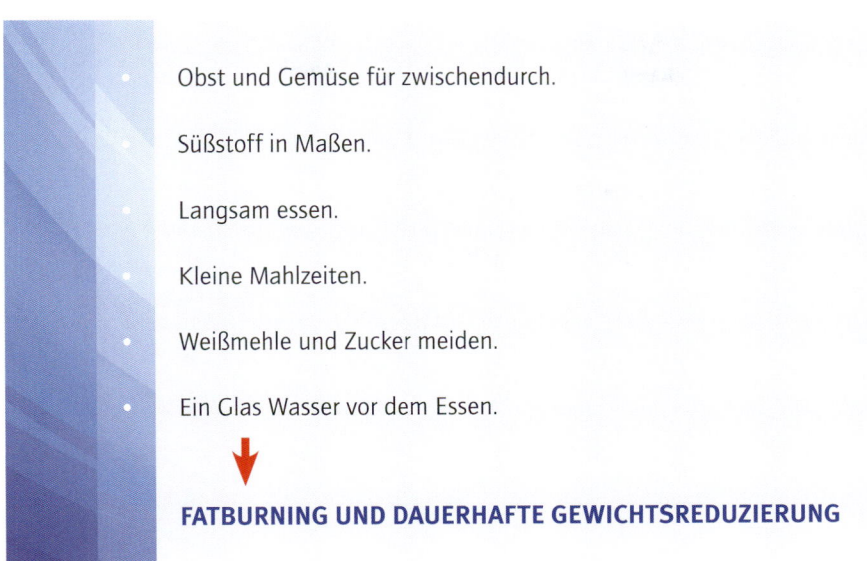

- Obst und Gemüse für zwischendurch.

- Süßstoff in Maßen.

- Langsam essen.

- Kleine Mahlzeiten.

- Weißmehle und Zucker meiden.

- Ein Glas Wasser vor dem Essen.

FATBURNING UND DAUERHAFTE GEWICHTSREDUZIERUNG

Abb. 9: Rebounding und richtige Ernährung – die beiden Säulen zur dauerhaften Gewichtsreduzierung

LITERATUR

Anonym (2005). http://www.bellicon.com/forschung. html, Stand 14.03.05

Berg, A. (1992). *Das metabolische Syndrom – Sport als effizienter Therapieansatz.* TW Sport und Medizin, 4, 289-292.

Bhattacharya, A., McCutcheon, E. P., Shvartz, E. & Greenleaf, J. E. (1980). Body acceleration distribution and O2 uptake in humans during running and jumpung. *Journal of Applied Physiology, 49 (10)*, 881-887.

Blume, D. D. (1987). Zu einigen wesentlichen Grundpositionen für die Untersuchung der koordinativen Fähigkeiten. *Theorie und Praxis der Körperkultur, 27,* 29-36.

Buschmann, B. & Luginbühl, I. (1995). *Rebounding: der freudig-beschwingte Weg zu Fitness und Wohlbefinden.* Dietikon: Chi-Edition.

Buschmann, B. & Luginbühl Jurczyk, I. (2001). *Dynamic Rebounding.* Dietikon: Chi-Edition.

Carter, A. E. (1979). *Miracles of rebound exercise.* A. L. M. Publishers.

Hackfort, D. & Kriegel, R. (1997). *Sportliche Aktivität und Diabetes mellitus Typ II – Eine Metaanalyse.* Arbeitsinformationen Sportwissenschaft, Nr. 9.

Hahn, E. (1982). *Kindertraining.* München: blv.

Hollmann, W. & Liesen, H. (1986). *Höheres Alter und Sport.* In W. Hollmann (Hrsg.), Zentrale Themen der Sportmedizin (S. 342-357). Berlin.

Konopka, P. (1985). *Sporternährung.* München.

Lindemann, H. (1991): *Autogenes Training – Der bewährte Weg zur Entspannung.* München: Mosaik.

Miller, R. (1990). *Streß und Entspannung – Praktische Vorschläge sich in der Schule wohlzufühlen.* Pädagogik, 42 (10), 22-27.

Müller, E. (1983). *Du spürst unter deinen Füßen das Gras. Autogenes Training in Phantasie und Märchenreisen.* Frankfurt: Fischer.

Neumann, G. (1993). *Zum zeitlichen Ablauf der Anpassung beim Ausdauertraining.* Leistungssport, 5, 9-14.

Rheker, U. (1993). *Spiel und Sport für alle.* Aachen: Meyer & Meyer.

Röthig, P. (Hrsg.). (1992). *Sportwissenschaftliches Lexikon.* Schorndorf: Hofmann.

Schmidt, U. & Roschinsky, J. (2002a). *Früh übt sich? Ein kurzer Überblick zur psychomotorischen Entwicklung im Kindes- und Jugendalter (Teil 1).* Condition, 33 (4), 26-27.

Schmidt, U. & Roschinsky, J. (2002b). *Früh übt sich? Ein kurzer Überblick zur psychomotorischen Entwicklung im Kindes- und Jugendalter (Teil 2).* Condition, 33 (5), 30-31.

Selye, H. (1974). *Streß.* Piper.

Zintl, F. (1997). *Ausdauertraining.* München: blv

BILDNACHWEIS

Layoutgestaltung:	Claudia Sakyi
Satz:	Cornelia Knorr, Claudia Sakyi
Cover:	Sabine Groten
Coverfoto:	Bellicon
Fotos Innenteil:	S. 41: iStock/Thinkstock
	Foto 4: Monika Muther & Michael Jurcyk, CH-Direktion;
	Foto 63: Eva Kauburger, Köln;
	Foto 64: Anita Bügler, Köln;
	Alle übrigen: Bellicon
	Tel. +49-2203-20222-0
	Fax +49-2203-20222-29
	www.bellicon.de/
	info@bellicon.de
Bezugsquelle der Geräte:	bellicon deutschland gmbh
	Wilhelm-Ruppert-Str. 38/E3
	D-51147 Köln-Wahn
	www.bellicon.de/
	info@bellicon.de